NOTICE

SUR LES

PROPRIÉTÉS THÉRAPEUTIQUES DE L'IODE

ET LES AVANTAGES QUE PRÉSENTE L'EMPLOI DU

SIROP DE LAIT IODÉ

Sur les autres préparations iodiques usitées jusqu'à ce jour, avec de
nombreux faits à l'appui,

PAR LE DOCTEUR LOUIS BOUYER,
De Saint-Pierre-de-Fursac (Creuse).

*Mémoire lu à la Société médicale d'émulation de la Creuse,
dans la séance du 29 juillet 1861, et suivi du Rapport
de la Commission chargée d'examiner ce travail.*

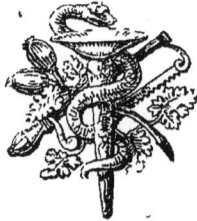

GUÉRET,
Imprimerie Dugenest, rue du Marché, 3.

NOTICE

SUR LES

PROPRIÉTÉS THÉRAPEUTIQUES DE L'IODE

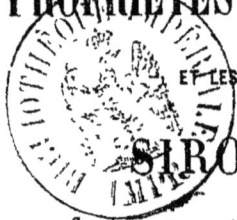

ET LES AVANTAGES QUE PRÉSENTE L'EMPLOI DU

SIROP DE LAIT IODÉ

Sur les autres préparations iodiques usitées jusqu'à ce jour, avec de nombreux faits à l'appui,

PAR LE DOCTEUR LOUIS BOUYER,

De Saint-Pierre-de-Fursac (Creuse).

Mémoire lu à la Société médicale d'émulation de la Creuse,
dans la séance du 29 juillet 1861, et suivi du Rapport
de la Commission chargée d'examiner ce travail.

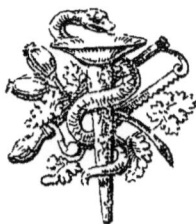

GUÉRET,

Imprimerie Dugenest, rue du Marché, 3.

1862

PREMIÈRE PARTIE.

« De nouvelles recherches tendent à rappeler l'attention sur les résultats des essais tentés avec l'iode, et peut-être que de nouvelles formules pharmaceutiques permettront de triompher des obstacles qui ont fait renoncer a l'usage de l'iode, surtout si elles offrent une association qui venant détruire les effets locaux de l'iode sur l'estomac, doit nécessairement favoriser l'administration de ce puissant agent thérapeutique. »

(Boinet, Iodothérapie, page 105.)

Vous le savez, messieurs, l'iode est un médicament qui, depuis les travaux de Coindet et de Bréra, a pris en thérapeutique une importance au moins égale à celle du fer et du quinquina. Les travaux modernes n'ont fait qu'élargir le cercle déjà très-étendu des propriétés curatives de l'iode. Ce médicament, en effet, est employé avec succès contre presque toutes les maladies chroniques. Il en est devenu, en quelque sorte, la panacée universelle. On pourrait s'étonner, à bon droit, des propriétés si nombreuses de cet agent thérapeutique, si on ne savait que l'iode est essentiellement nécessaire au jeu régulier et normal des fonctions de la vie, à ce point qu'on n'a pas craint d'en faire la *septième caractéristique* de l'homme (*), et que là où il n'existe pas, soit dans l'air, le sol ou dans les eaux, des infirmités dégoûtantes viennent assaillir l'espèce humaine : aussi le trouve-t-on généralement répandu dans la nature.

Cet agent thérapeutique a la puissance, depuis bien long-

(*) Voir le discours académique de M. Trousseau, en juillet 1860.

temps établie, de modifier, d'altérer l'économie. C'est surtout
dans les affections goîtreuses, strumeuses, lymphatiques, le
rachitisme, les maladies du système osseux, les engorgements glandulaires, les affections chroniques de la poitrine,
les diathèses en général, que son action est le mieux marquée.
Mais il est administré aussi, avec le plus grand succès, contre
d'autres états morbides : contre les constitutions délabrées,
les convalescences longues et difficiles, les maladies asthéniques, les dyspepsies, les gastralgies, les aménorrhées, etc.

Ce médicament exerce, en effet, plusieurs sortes d'action
sur l'économie. Il exerce d'abord, — c'est là le premier effet
qui suit son administration, — une action physiologique exci-
tante, générale, immédiate qui se traduit par une circulation
plus active, une excitation bien marquée du côté de la peau
et une suractivité des fonctions digestives. Il remonte, en un
mot, singulièrement, le ton de l'économie.

Après son action physiologique, immédiate, il va produire
d'autres effets non moins puissants, médiats, mais durables.
C'est surtout sur les systèmes glandulaires et ganglionnaires
qu'il va faire sentir son action intime, spéciale, élective. Ces
systèmes, cela est généralement reçu aujourd'hui, sont les
grands élaborateurs des fluides de l'économie, les principaux
agents générateurs et modificateurs des matières plastiques
destinées à constituer la gangue organique et à faire les frais
de la vie végétative. C'est là qu'il faut aller chercher l'action
prochaine de l'iode. Cette action est palpable, flagrante, car
les chimistes retrouvent aisément presque tout l'iode ingéré,
dans les sécrétions organiques; et, d'autre part, la clinique
nous démontre surabondamment son action sur le système
lymphatique. Quoi d'étonnant alors qu'il modifie aussi puissamment, qu'il altère (*alterare*, changer) les liquides et les
tissus de l'économie qu'il imprime à cette dernière et à la
nutrition générale des changements aussi profonds! L'iode
est le régulateur, le modificateur par excellence des vices et

des aberrations de la nutrition : de là, son emploi aussi géné-
ralisé dans toutes les affections chroniques qui ont pour fon-
dement ou pour conséquence un vice ou une aberration de
nutrition : comme les consomptions, les engorgements, les
productions épigénétiques, les dégénérescences, les diathèses,
etc , etc.

Dans toutes les maladies à fonds asthénique, il fait aussi
merveille en remontant énergiquement la puissance vitale.

Je ne vous présenterai pas le tableau de toutes les maladies
dans lesquelles cet héroïque médicament est employé (*);
vous le possédez aussi bien que moi. J'ajouterai seulement
qu'en plus de son action intime, moléculaire, spécifiée plus
haut, il agit puissamment, dynamiquement, sur certaines mo-
dalités fonctionnelles vicieuses qu'il régularise, qu'il relève
et guérit. Je citerai comme exemples la paresse, l'atonie des
fonctions digestives, avec ou sans douleur, qui font bientôt
place à une activité fonctionnelle digestive plus grande, sous
l'influence de l'iode; l'affaiblisssement des fonctions génésiques qu'il rétablit sûrement, etc. Ce sont autant de consé-

(*) Voici la liste de quelques-unes des maladies contre lesquelles, depuis
quelques temps, on a dirigé l'emploi de l'iode :

Goître. (Coindet, etc.).

Scrofules (Lugol, etc.).

Tumeurs de mauvaise nature. (La plupart des médecins modernes).

Kystes de l'ovaire. (Tompson, Boinet etc.).

Hydrocèle. (L'école moderne).

Syphilis. (L'école moderne).

Blennorrhagie. (Richond).

Aménorrhée, leucorrhée. (Bréra, Gimelle, etc.).

Salivation mercurielle. (Knod, etc.).

Maladies de la peau. (L'école moderne).

Goutte, rhumatisme. (Gendrin, Trousseau).

Maladies nerveuses. (Berton).

Maladies chroniques de poitrine, phthisie. (Toute l'école moderne).

Rachitisme, maladies du système osseux. (Toute l'école moderne).

quences de son action excitatrice générale et aussi de son action topique immédiate ou médiate (*).

Je m'adonne, depuis quelques années, à l'étude des propriétés curatives de l'iode. Frappé des nombreux inconvénients que présente l'administration de l'iode en nature, j'ai cherché vainement, dans les pharmacopées, une formule convenable. Cet alcaloïde irrite énergiquement la muqueuse digestive, s'il est administré en nature; aussi a-t-on renoncé à la forme pilulaire, pour le donner sous forme de teinture, et encore, sous cette forme, n'est-il pas sans danger. La facilité avec laquelle il se volatilise ou se décompose empêche du reste de le donner en nature, quand même ses propriétés irritantes ne seraient pas un impédiment, et si on le combine avec des matières organiques, il les détruit. Aussi en est-on à peu près réduit à ne plus administrer que ses composés, comme l'iodure de potassium, l'iodure de fer, de mercure, etc., ou bien encore les poudres des varechs marins, comme le fait M. Boinet.

M. Boinet, le médecin de nos jours qui s'est le plus occupé des propriétés et des applications thérapeutiques de l'iode, frappé de tous ces inconvénients et reconnaissant que les sels, que les composés d'iode ne possèdent pas toutes les propriétés spéciales de cet alcaloïde, s'écrie dans son beau livre de l'iodothérapie : « Peut-être que de nouvelles formules phar-

---

(*) Les limites restreintes dans lesquelles je dois renfermer ce travail ne me permettent pas de poursuivre l'étude minutieuse et complète de toutes les propriétés de l'iode; je ne puis que les esquisser à grands traits. Il est pourtant une face nouvelle des propriétés de cet agent thérapeutique qu'il serait assez curieux d'examiner : c'est l'action locale, topique de l'iode sur les surfaces d'absorption ou d'élimination, tels que l'estomac, les reins, la vessie et les autres glandes éliminatrices Dans son passage à travers ces organes, l'iode doit produire des effets de contact dont la connaissance ne serait peut-être pas sans profit pour la thérapeutique. Nous pourrions citer plusieurs faits à l'appui de cette manière de voir.

maceutiques permettront de triompher des obstacles qui ont
fait reconcer à l'usage de l'iode, surtout si elles offrent une
association qui venant détruire les effets locaux de l'iode sur
l'estomac doit nécessairement favoriser l'administration de
ce puissant médicament. »

Cet espoir du savant auteur de l'iodothérapie, je crois l'avoir
réalisé. En effet, je suis parvenu à combiner intimement
l'iode en nature avec le lait réduit au quart de son volume par
l'ébullition prolongée, à résoudre dans le laboratoire le problème que MM. Labourdette et Duménil poursuivaient depuis
quinze ans, et qui consiste, comme vous savez, à administrer
de l'iodure de potassium à des vaches laitières, pour le retrouver, en suite de l'assimilation digestive, dans le produit
des glandes mammaires.

Ces messieurs, en effet, ont réussi, grâce à la méthode
qu'ils appellent d'*entraînement,* mais à quel prix ! M. Labourdette me racontait qu'il avait dépensé, dans ces expériences,
45,000 fr. de son patrimoine.

Mon procédé pour avoir du lait iodé est beaucoup plus simple et mon lait mieux titré, mieux dosé que celui de ces honorables confrères, car ils retrouvent rarement la même
dose d'iode dans le lait du lendemain que dans celui de la
veille. Cela se comprend, si on considère que les reins, les
glandes salivaires, intestinales, mammaires, etc., sont les
émonctoires naturels de l'iode ingéré dans l'économie, mais
qu'il arrive fréquemment que tel organe sécrétoire l'emporte
sur les autres, sans qu'il soit toujours possible de prévoir ni
d'empêcher cette sorte de balancement fonctionnel.

Quoiqu'il en soit, on doit savoir gré à ces messieurs de
leurs efforts et de leurs intentions philanthropiques, car en
faisant digérer préalablement un médicament utile, mais
irritant, tel que l'iode, dans une liqueur animale aussi bien-
faisante que le lait, ils épargnent à la délicatesse de nos orga-

nes digestifs une élaboration souvent pénible et dangereuse.

Ils remplissent encore un autre but non moins précieux, celui d'une assimilation plus parfaite de l'iode dans l'économie, par son mélange intime avec un produit alimentaire; aussi disent-ils qu'ils obtiennent d'excellents effets thérapeutiques avec de fort petites doses médicamenteuses. C'est le cas ou jamais de répéter, avec la sagesse des nations, que ce n'est pas ce que l'on mange, mais bien ce qu'on digère qui nourrit.

Le lait iodé, quelque soit sa provenance, n'incommode, n'irrite jamais l'estomac. La raison en est simple, si l'on se rappelle que le lait est l'antidote par excellence de l'iode; que le lait est surtout recommandé par les toxicologistes pour combattre les effets topiques, irritants de l'iode. Donc, en combinant ensemble un médicament irritant, l'iode, avec un produit alimentaire adoucissant entre tous et ayant la propriété spéciale d'annihiler les propriétés irritantes de l'iode, j'ai cru rendre un service signalé à la thérapeutique, pour les maladies des enfants surtout.

C'est ce produit pharmaceutique et alimentaire, en même temps, que je tenais à vous faire connaître. Il est d'une digestion prompte et sûre, n'irrite jamais l'estomac, d'une prise facile, surtout pour les enfants, d'ordinaire si réfractaires à l'ingestion des médicaments, d'un goût agréable de noisette, et peut se conserver indéfiniment, s'il a été soumis au procédé Appert. Je l'ai employé plusieurs centaines de fois et je puis affirmer que son administration n'a jamais été suivie du plus petit accident un peu sérieux.

La pratique clinique est venue confirmer de tout point la raison théorique qui m'avait inspiré l'idée de cette préparation.

La combinaison de l'iode avec le lait concentré, sa digestion par ce produit alimentaire sont des plus intimes. Il ne faut rien moins que les réactifs les plus énergiques de la chimie pour déceler la présence de cet alcaloïde (*).

J'ai à peine besoin d'ajouter qu'il peut suppléer l'huile de foie de morue dans tous les cas où cette dernière peut être administrée. La chimie moderne n'a-t-elle pas démontré, en effet, que les huiles de foie de poisson doivent surtout leurs vertus curatives à la présence de l'iode ?

Ce produit pharmaceutique possède, comme l'huile de foie de morue, et à un plus haut degré, l'éminente propriété de favoriser l'assimilation nutritive, — nous en avons donné les raisons, — et de donner de l'embonpoint et du ton aux malades, et tout ce qu'on raconte à propos de la fonte des organes glandulaires, produite par l'iode, doit être regardé comme non avenue, jusqu'à plus ample informé, à moins pourtant que cet héroïque agent thérapeutique n'ait été donné à doses toxiques.

A cause de ses propriétés excitantes, il faut bien prendre garde de ne pas prescrire l'iode dans les maladies de nature asthéniques, parce qu'il augmenterait le stimulus inflammatoire, mais il n'est pas nécessaire, pour le prescrire avec succès, d'attendre que le mouvement fébrile soit tombé; car il arrive souvent que les malades présentent de la fièvre, même alors qu'il n'existe plus aucun symptôme d'inflammation.

Il arrive fréquemment que, vers la fin des maladies inflammatoires, il existe un mouvement fébrile qui ne doit plus être considéré que comme l'effet d'une cause disparue déjà depuis

---

(*) En décomposant le lait iodé en ses trois parties constituantes : crême ou butyrum, caséum et petit lait, on retrouve, par le procédé d'analyse de Vallace ou de Weler, de l'iode dans chacun de ces éléments constituants du lait. Mais ce qui peut paraître étonnant, c'est que ce sont les sels du petit lait ou sérum qui contiennent le plus d'iode; puis vient le caséum, cette matière protéiforme de l'albumine, et en dernier lieu le butyrum.

Ainsi donc, le lait réunirait dans sa composition les substances qui ont la propriété de dissoudre l'iode par excellence.

un certain temps, en un mot, comme le fait d'une accoutumance morbide de l'économie. Dans les infarctus phlegmasiques chroniques, sans fièvre, il peut rendre de grands services également, et, par contre, l'incitation fébrile produite par l'état nerveux ou toute perturbation non phlegmasique de l'économie n'est pas non plus une contre indication.

J'ai employé aussi ce médicament avec succès, comme on le verra plus loin, dans les maladies inflammatoires et les fièvres continues à forme asthénique, comme la pneumonie et la fièvre typhoïde.

Le sirop de lait iodé se prête à toutes les formes de préparations pharmaceutiques ; il peut être administré aux adultes à la dose d'une demie ou d'une cuillerée à bouche soir et matin, dissous dans cinq ou six fois son poids d'eau chaude ou de lait chaud, à la dose d'une cuillerée à café aux enfants, il peut encore être administré sous forme de dragées, de bonbons, etc. Il faut avoir soin que le liquide dans lequel on le dissout soit très-chaud, et agiter le mélange avec une cuiller pendant une ou deux minutes, afin que la solution soit complète.

Une remarque que je tiens à faire avant d'entrer dans l'exposition des faits pratiques que j'ai l'honneur de soumettre à votre appréciation, c'est que mon sirop ne contient habituellement que 6 centigrammes d'iode par 30 grammes de sirop. On pourrait ioder le lait à 12 centigrammes par 30 grammes, mais il n'est guère possible d'aller au delà, autrement on obtient une composition informe et qui donne un solutum mal lié, à grumeaux, lorsqu'on veut s'en servir.

DEUXIÈME PARTIE.

Permettez-moi, messieurs, de vous présenter le tableau,
aussi succint que possible, des maladies que j'ai traitées, avec
le plus de succès, par l'emploi du sirop de lait iodé.

Pour plus de clarté, j'ai rangé ces maladies sous douze
catégories. Je ne doute nullement que les suites de mon expé-
rimentation clinique ne me permettent un jour d'élargir
encore le cercle des maladies qui peuvent être avantageusement modifiées par l'iode. Je le répète, les propriétés thérapeutiques, les vertus de cet alcaloïde sont immenses, car
elles s'adressent à presque toutes les maladies chroniques et
à des désordres fonctionnels sans nombre.

Je n'ai pas cru utile de vous parler des maladies où l'essai
de l'emploi de l'iode ne m'a pas donné de résultat probant.
C'eût été abuser de votre libéralité que de vous faire assister
à tous les essais, à tous les tâtonnements par lesquels j'ai dû
passer, avant d'être fondé à affirmer expérimentalement les
propriétés curatives de l'iode.

Qu'on ne s'attende pas non plus à voir toujours l'emploi
de cet héroïque médicament être suivi *immédiatement* des
résultats curatifs ou modificateurs qu'on est en droit d'en
attendre, comme cela s'observe habituellement, par rapport
à d'autres médicaments également héroïques, comme la qui-

nine dans les fièvres d'accès, ou le tartre stibié et la vératrine dans la pneumonie, etc. Cette différence, dans les résultats ou effets immédiatement produits, ne tient pas tant à la nature et à la vertu des remèdes en question qu'à la divergence des maladies contre lesquelles ils sont employés. La quinine et le tartre stibié, en effet, sont dirigés contre des maladies aiguës, à évolutions rapides et nettement caractérisées, et dans lesquelles il est facile de suivre de l'œil, pour ainsi dire, les modifications apportées par la médication employée. Dans les maladies au contraire dont nous nous occupons, maladies chroniques ou diathèses, l'évolution est lente, sans relief bien sensible, sans périodes bien tranchées, aussi l'action de l'iode est-elle souvent plus prochaine que momentanée.

Cela dit, j'entre en matière.

CLASSEMENT PAR CATÉGORIES DES MALADIES QUE J'AI TRAITÉES AVEC SUCCÈS PAR L'EMPLOI DU SIROP DE LAIT IODÉ.

Première catégorie. — *Maladies lymphatiques et scrofuleuses.*

1er Cas. — La fille Jourdy, 16 ans, lymphatique, est atteinte, depuis un an, d'engorgements des ganglions cervicaux et sous-maxillaires, douloureux au toucher. Cette jeune fille est au désespoir, car cette affection l'enlaidit singulièrement. Teint pâle, chair molle, menstruation irrégulière. Je la mets au traitement par le sirop de lait iodé, à la dose d'une cuillerée à café matin et soir, dissous dans une demi-tasse d'eau très-chaude.

Au bout de trois semaines, les glandes sont moins grosses et moins dures au toucher. Traitement, pendant trois semaines encore, avec le lait iodé, mais à la dose d'une demi-cuillerée à bouche soir et matin, c'est-à-dire que cette malade prend environ 3 centigrammes d'iode par jour. Je conseille en outre quelques frictions sur les glandes avec la pommade à l'iodure de potassium. Au bout de ce temps, les ganglions sont réduits à un très-petit volume et la physionomie a repris son allure ordinaire. Continuation du traitement pendant quinze jours encore.

Depuis vingt mois, date du traitement, la fille Jourdy n'a point vu reparaître son affection lymphatique. Elle est aujourd'hui rose, grasse et bien portante.

2me Cas. — Fille Leblanc, 18 ans, même état que chez le sujet de la précédente observation, mais menstruation plus irrégulière encore, avec pertes blanches. Même traitement, mais moins long. Même résultat. Aujourd'hui il n'existe aucune trace de lymphatisme et la menstruation se fait régulièrement. Point de leucorrhée dans l'intervalle des menstrues.

3me Cas. — Fille Dumain, 12 ans, enfant rabougrie, scrofuleuse au dernier point. Ganglions sous-maxillaires en suppuration, ophthalmie scrofuleuse. Malade depuis deux ans. Traitement par le sirop de lait iodé et la tisane de feuilles de noyer. Amélioration très-sensible. La petite malade se refuse, au bout d'un mois, à continuer le traitement, c'est-à-dire à parachever sa guérison. Quelques temps après, nouvelles poussées scrofuleuses qui mettent la vie de cette enfant à deux doigts de la mort. Le col de cette enfant ne présente bientôt plus qu'une plaie sur les côtés et à la partie inférieure; otite purulente et ophthalmie idem; fièvre violente. Cette enfant s'étant dégoûtée du lait iodé, je parviens enfin, au bout de six mois, à la décider à faire usage de teinture d'iode dans de l'eau sucrée. Fort heureusement, sous cette dernière forme l'iode ne détermine aucun accident gastrique.

Après trois mois de traitement, amélioration très-marquée. Plus d'ophthalmie, diminution du volume des ganglions, les plaies du cou sont en voie de réparation, mais l'otorrhée persiste, moins grave pourtant. Aujourd'hui, cette jeune fille est sinon guérie, du moins dans un état relativement consolant, car pendant plusieurs mois je désespérais de voir jamais cette enfant échapper aux terribles étreintes de la scrofule la plus grave qu'il m'ait été donné d'observer.

4ᵐᵉ et 5ᵐᵉ Cas. — Les deux filles de M. X..., de L..., âgées l'une de 14 ans et l'autre de 12 ans, atteintes d'affection lymphatico-scrofuleuse depuis plusieurs années, avec ventre volumineux faisant craindre une altération des ganglions mésentériques. Elles ont suivi longtemps, sans être soulagées, divers traitements conseillés par des médecins en renom. Consulté dans l'été de 1860, je les soumets à l'usage du sirop de lait iodé, pendant trois mois, et une amélioration sensible suit immédiatement le traitement. Aujourd'hui, le ventre est souple et ces demoiselles offrent à peine des traces de leur ancienne affection; l'aînée est bien réglée depuis. Bref, elles sont dans l'enchantement ainsi que leurs parents. Le lait iodé a profondément modifié leur constitution. De pâles, bouffies et chétives qu'elles étaient, elles sont devenues fraîches, roses et fortes en chair.

Je possède plusieurs autres cas que je ne relaterai pas, pour ne pas donner trop d'extension à ce travail. Comme tous les praticiens, je prescris en même temps que le sirop de lait iodé un régime aussi substantiel que possible.

Deuxième catégorie. — *Maladies du système osseux.*

Dans les affections osseuses, affections ordinairement très-longues, l'action de l'iode est moins sensible, moins tangible que dans beaucoup d'autres maladies à évolutions plus rapides. Nonobstant, il est encore possible, quelquefois, de saisir manifestement la modification imprimée à l'affection ostéique par l'usage des préparations iodiques.

1ᵉʳ Cas. — La femme X..., des environs de Saint-Vaury,

50 ans, est atteinte, depuis deux ans, de carie, suite d'ostéite de la partie supérieure de l'omoplate et de la tête de l'humérus, à droite. Gonflement énorme de l'articulation de l'épaule; suppuration sanieuse se faisant jour à l'extérieur par plusieurs fistules; fièvre hectique; perte d'appétit et amaigrissement très-marqué; douleurs vives dans les parties malades. Cette femme gardait presque constamment le lit, car dans la station verticale elle éprouvait les plus grandes difficultés à supporter son bras dont le poids lui paraissait énorme. - Traitement : vin de quina; sirop de lait iodé, une demi-cuillerée à bouche soir et matin; injection de teinture d'iode au quart dans les trajets fistuleux.

Au bout de six semaines, grande amélioration; plusieurs fistules sont fermées, une seule reste qui fournit peu de pus et de bonne qualité; diminution du gonflement; le membre paraît moins lourd et peut exécuter certains mouvements impossibles auparavant. Cette femme mange et digère mieux, prend de la force et de l'embonpoint et peut se promener tous les jours dans son village. Cet état de mieux être dure cinq ou six mois. Mais au bout de ce temps, une nouvelle ostéite attaque le corps de l'omoplate, et les parents fatigués des soins et des dépenses qu'elle leur coûte la laissent sans traitement. Je la vois quelques jours avant sa mort; j'ouvre inutilement un vaste abcès situé à la partie postérieure et moyenne de l'omoplate, avec clapiers et décollements; la malade est dans le dernier degré de marasme et la mort ne saurait plus être conjurée.

Nul doute que si cette nouvelle explosion d'ostéite eût été traitée comme la première, elle n'eût guérie ou ne se fût avantageusement amendée.

2me Cas. — La fille Legnis, à 13 ans, a été atteinte d'une ostéite du tibia gauche avec nécrose. Plusieurs fragments osseux sont sortis naturellement ou ont été extraits. Le traitement a consisté dans l'usage du sirop de lait iodé, les injections iodées et les toniques dépuratifs. L'ostéite a parcouru tout le tibia et s'est arrêtée seulement à la portion spongieuse supérieure de l'os.

La maladie a duré six mois.

Cette enfant était guérie et marchait depuis deux ans, lorsqu'une nouvelle inflammation osseuse, avec carie cette fois, a attaqué le quart supérieur ou portion spongieuse du tibia. Nous avons dû, au printemps de cette année, devant des accidents graves qui menaçaient la vie de cette enfant, pratiquer l'évidement de la tête de l'os, avec mon honorable confrère M. Montaudon. — Cette opération a fait le sujet d'une petite communication de ma part, lors de la dernière réunion de notre Association. — J'ai tout lieu de croire qu'une guérison complète couronnera, dans peu de temps, cette délicate opération.

Troisième catégorie. — *Maladies chroniques de la poitrine : phthisie, pneumonie chronique, catarrhe bronchique.*

1er Cas : phthisie au 3me degré. — Moreau, tailleur, 35 ans, est revenu dans son pays, au mois d'octobre 1859, de Paris qu'il habitait depuis dix ans. Une vaste caverne existe au sommet du poumon droit; toux fréquente, expectoration très-abondante, perte d'appétit, amaigrissement très-prononcé. Ce malade, depuis plusieurs mois, est à l'usage de l'huile de foie de morue et n'en a retiré aucun bénéfice. Dans le courant de décembre, je le mets à l'usage du sirop de lait iodé qu'il continue pendant trois mois, à la dose d'une cuillerée à bouche, matin et soir. Pas d'amélioration sensible pendant le premier mois, mais dans les mois de février et de mars le malade semble renaître; il a bon appétit et crache moins; diminution notable des sueurs nocturnes; il reprend bientôt ses chairs et quelques forces qui lui permettent de reprendre son état de tailleur au mois d'avril; et il continue de travailler jusqu'au mois d'août, époque à laquelle il quitte la Creuse contre mon avis, pour retourner à Paris où il meurt l'année dernière. J'ai pu constater, avant son départ, l'amélioration survenue dans ses organes respiratoires, sous l'influence du lait iodé. En effet, la caverne, quoiqu'existant encore, est moins vaste, et les parties pulmonaires ambiantes ne laissent plus entendre ces râles muqueux et sous-crépitants qui dénotaient une inflammation sub-aiguë du poumon, sous la dépendance de l'affection tuberculeuse. Nul doute que le malade n'eût vécu plus longtemps, s'il ne fût retourné à Paris, foyer primitif de son affection. Je ne prétends pas dire qu'il eût radicalement guéri, car il y a quelquefois des affections organiques, tellement avancées, qu'il faudrait une espèce de miracle pour les faire disparaître; mais je veux dire que le lait iodé avait complétcment enrayé la marche de l'affection tuberculeuse.

2me Cas : phthisie au 3me degré. — Le fils Janot, 25 ans, revient en congé illimité, pour cause de santé, juin 1860. Je suis consulté en mars 1861. Une vaste caverne occupe, en ce moment, toute la partie supérieure du poumon gauche; expectoration abondante et caractéristique, sueurs nocturnes, amaigrissement. — Lait iodé, une demi-cuillerée à bouche soir et matin. — Amélioration sensible, remarquable surtout par l'augmentation de l'appétit, le retour de l'embonpoint et le jeu plus libre des organes respiratoires. Au mois de juillet, ce jeune homme peut se livrer aux travaux agricoles, et, contre mon avis, il persiste à travailler aux semailles d'octobre et s'expose ainsi à toutes les vicissitudes atmosphériques de cette saison. L'amélioration, remarquée jusqu'alors, commence à décliner; puis, il est pris fin septembre, après s'être exposé plusieurs heures à la pluie, d'une bronchite capillaire générale qui l'enlève au bout de six jours. Je puis certifier

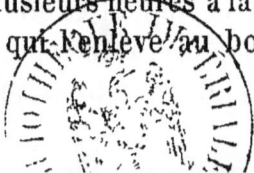

que j'ai eu, pendant trois mois, l'espoir presque certain de
guérir complétement ce malade, car il me semblait, pendant
un temps, que la caverne avait disparue, c'est-à-dire, s'était
cicatrisée. Mais, malheureusement, il ne nous est pas possible,
dans nos campagnes, de faire observer longtemps les règles
d'un traitement salutaire, et nous sombrons, plus d'une fois,
au moment de toucher au port!

3me Cas : phthisie commençante. — Bathias, 22 ans, a été
pris, fin 1859, pendant le cours d'une fièvre continue, d'accidents du côté de la poitrine qui nous firent craindre, vers la
fin surtout de cette fièvre, au médecin ordinaire de ce malade,
M. Bonnet, et à moi, le développement de tubercules pulmonaires. Des craquements au sommet des poumons, une expectoration nummulaire étaient choses peu rassurantes, d'autant
plus qu'un frère et une sœur de ce jeune homme étaient morts
poitrinaires. Le sirop de lait iodé, continué seulement pendant un mois, l'a tiré miraculeusement d'un état aussi inquié-
tant, et aujourd'hui, fin 1861, le jeune Bathias jouit d'une
excellente santé.

4me Cas : phthisie au 2me degré. — La femme Vitte, 28 ans,
a perdu une sœur phthisique. Une autre sœur, qui habite une
localité éloignée, est, dit-on, sur le point de mourir de la
même maladie. Depuis deux ans, cette malade tousse et crache beaucoup; elle a singulièrement dépéri. Matité au sommet
des poumons, plus prononcée à droite; respiration rude en
certains endroits et obscure en certains autres, avec râles
muqueux et sous-crépitants. Cette affection est merveilleusement modifiée, au bout de quelques mois de traitement, par
le lait iodé, et aujourd'hui, deux ans après le traitement en
question, cette femme, sans être un type de bonne santé,
vaque à ses occupations de ménage et se maintient bien. Je
dois ajouter qu'il y a un an, devant une légère recrudescence
des accidents pulmonaires, je fis reprendre l'usage du lait

iodé pendant un mois. Les accidents en question se dissipè-
rent encore comme par enchantement. Actuellement la santé
de cette femme se maintient convenablement, quoiqu'elle
tousse encore de temps en temps.

5ᵐᵉ Cas : engouement pulmonaire de nature douteuse. —
La femme Bailly, 24 ans, arrive de Paris où elle est restée
deux ans. Elle est pâle, maigre, presque hectique, tousse
beaucoup, a la respiration pénible et gênée, le bruit respiratoire est très-obscur à gauche et il existe une matité assez
prononcée dans la partie latérale de cette région; appétit
presque nul et digestion très-laborieuse. — Je fais appliquer
un large vésicatoire sur le côté gauche de la poitrine et prescris le sirop de lait iodé à la dose d'une forte cuillerée à café,
matin et soir. L'amélioration s'établit rapidement, la respiration devient plus facile et plus nette, la matité disparaît et
l'appétit devient insatiable. Un mois après, cette malade
n'était pas reconnaissable. On me demandera si j'avais affaire,
dans ce cas, à une phthisie commençante. Je réponds que
les apparences seraient aussi bien pour une pleuro-pneumonie
chronique. Mais qui ne sait que le premier degré de la phthisie
comporte rarement des symptômes pathognomoniques! et
quand la santé générale est si gravement compromise, tout
symptôme morbide du côté de la poitrine peut faire craindre
une tuberculose présente ou prochaine. Dans l'espèce, cette
éventualité était fort à redouter, car nos femmes de la Creuse
deviennent rapidement phthisiques à Paris. Faut-il en attri-
buer la cause au changement d'air, de régime, d'exercice,
etc.? C'est à examiner. La même chose s'observe du reste
pour les singes du jardin des plantes. Dans les deux cas, l'ac-
climatation est difficile et fait souvent périr les sujets de la
phthisie tuberculeuse.

Je pourrais relater d'autres faits de guérison de phthisie
commençante, ceci me mènerait trop loin. Qu'il me suffise

de constater que l'iode agit manifestement sur la phthisie à toutes les périodes, puisque dans les deux premières observations de cette catégorie il a enrayé les accidents au 3me degré, mais que son action est surtout toute puissante contre les premières manifestations de cette terrible et inexorable maladie.

C'est surtout en relevant les forces générales qu'il influe sur l'affection pulmonaire. Ne pourrait-on pas induire de là que les causes étiologiques de la tuberculose sont plutôt générales que locales?

6me Cas : pneumonie chronique. — La veuve Boucher, 32 ans, est malade depuis trois mois. — Dépérissement sensible, toux continuelle, expectoration muqueuse abondante, matité dans tout le poumon droit, avec souffle tubaire. Cette femme est restée au lit pendant un mois, a craché du sang, puis, quand la fièvre a été passée, qu'elle a pu se lever, elle s'est aperçue que, malgré la nourriture qu'elle s'efforçait de prendre, elle ne se remettait pas. Elle se croyait condamnée à mourir. Sur les instances pressantes d'un de ses parents, elle est venue, avec beaucoup de peine, me consulter chez moi.

La phlegmasie, à ce moment, d'aiguë qu'elle était au début est devenue chronique. Il n'y a pas de fièvre, mais l'état général est des plus pitoyables. Le poumon droit ne respire pas. Il offre à la percussion une matité des plus marquées, en arrière, de la bronchophonie et du souffle tubaire, par ci par là, des râles crépitants et sous-crépitants. — Traitement : vésicatoires, potions kermétisées pendant dix jours, à prendre le matin, et au bout de ce temps, lait iodé. Au bout d'une quinzaine, amendement de tous les symptômes précités. — Au bout de deux mois, guérison radicale.

Nota. - Ce cas peut servir en même temps de modèle et de type aux amateurs d'histoire naturelle des maladies aiguës spontanées, c'est-à-dire livrées à elles-mêmes, ou mieux aux caprices de la nature. Cette femme du reste a eu autrefois maille à partir avec le lait iodé auquel elle doit justement de la reconnaissance. Il y a trois ans, elle a été prise, pendant la convalescence d'une fièvre typhoïde, d'une bronchite grave, ou mieux d'une bronchorrhée qui n'a cédé qu'à l'emploi de cette préparation.

7me Cas : catarrhe pulmonaire. — La femme Lacaut, 40 ans, est prise dans l'été de 1860 d'une bronchite capillaire ou catarrhe pulmonaire, avec fièvre, traitée au début par les émissions sanguines, les vésicatoires et les antimoniaux. Devenue chronique, cette phlegmasie a été attaquée de rechef par les exutoires et les incisifs; mais sans succès aucun. Au bout de trois mois de l'emploi de ces moyens, et alors que cette femme était amaigrie au dernier chef et privée complétement d'appétit, j'imagine de la soumettre à l'emploi du sirop de lait iodé. Immédiatement, l'appétit renaît, les forces et l'embonpoint reviennent, puis, à mesure que la santé générale se relève, la phlegmasie chronique, c'est-à-dire le catarrhe, se dissipe, pour disparaître complétement au bout d'un mois de traitement par le sirop de lait iodé.

Réflexions. Il est évident que dans le cas que je viens de relater, l'infarctus phlegmasique était complétement sous la dépendance de l'état général, et que, en modifiant ce dernier, j'ai réagi salutairement sur l'état local.

8me Cas : catarrhe bronchique. — Madame L..., 45 ans, d'une constitution faible, est sujette aux rhumes. Plusieurs de ses parents et une sœur sont morts phthisiques. — Râles muqueux à la partie supérieure du poumon droit, fièvre, expectoration muqueuse non caractéristique. Cette malade m'inspire des craintes depuis plusieurs années. Après l'emploi de quelques expectorants, je la soumets au traitement par le lait iodé. — Amélioration générale et locale très-remar-

-quée, santé rétablie au bout d'un mois. Depuis cette époque (deux ans), aucune maladie, aucun rhume.

9ᵐᵉ Cas : catarrhe pulmonaire. — M. K..., 45 ans, est atteint d'un catarrhe pulmonaire ancien. Le catarrhe est héréditaire dans cette famille. Recrudescence de l'affection pulmonaire en 1859 ; fièvre les nuits, toux fréquente et insomnie ; dépérissement ; il existe de l'emphysème vésiculaire. Le lait iodé fait merveille tant sur l'état général que sur l'état local. Depuis cette époque, santé relativement bonne.

10ᵐᵉ Cas : irritation broncho-pulmonaire. — La femme Boucher, 48 ans, est atteinte, en 1860, d'une irritation broncho-pulmonaire qui depuis dix mois la tient presque constamment au lit. Toux fréquente, douleurs thoraciques, appétit mauvais, dépérissement, râles muqueux et sous-crépitants diffus, avec quelques points d'engouement pulmonaire. Un peu d'agitation fébrile de temps en temps. Cette malade est très-douillette, se croit perdue et se refuse à suivre un traitement méthodique. Je parviens, non sans peine, à la décider à faire usage de dragées de lait iodé, à la dose de cinq à six par jour. Une amélioration remarquable ne tarde pas à survenir. Un mois après l'usage des dragées, la femme Boucher vaquait aux soins de son ménage, avait l'appétit bon et se plaignait faiblement de ses accidents thoraciques. Elle était dans l'enchantement.

11ᵐᵉ Cas : bronchite capillaire avec emphysème passant fréquemment à l'état aigu. — La fille Gillet, 24 ans, est atteinte depuis plusieurs années d'un catarrhe pulmonaire avec emphysème, qui passe plusieurs fois dans l'année à l'état aigu, sous l'influence d'un léger refroidissement. Menstruation irrégulière, teint mauvais et chairs molles. Après divers traitements plus ou moins efficaces, je la soumets à l'usage du sirop de lait iodé pendant deux mois. Transformation surprenante de l'état de cette fille. L'anhélation, qui survenait à l'occasion du moindre exercice, disparaît promptement, les chairs deviennent fermes, les couleurs naturelles et la menstruation se fait régulièrement. Une seule fois, depuis septembre 1860, l'état aigu s'est reproduit. C'était en novembre, à l'époque de l'invasion des premiers froids; mais l'accès a été court et modéré. Depuis cette époque, aucune crise.

12me Cas : irritation broncho-pulmonaire. — Mademoiselle J..., 26 ans, pâle, triste jusqu'à l'hypocondrie, se plaignant de douleurs intercostales, pleurant sans motif, expectore les matins une matière mucoso-puriforme, avec des stries sanguinolentes; râles muqueux au sommet des poumons, craquements humides et leucorrhée. Un traitement par les ferrugineux et l'huile de foie de morue n'a amené aucun amendement. Le traitement par le lait iodé a bien vite modifié cet état de choses. La santé est aujourd'hui très-satisfaisante.

Quatrième catégorie. — *Obstructions viscérales.*

1er Cas. — Gaulier, 3 ans, présente depuis quatre mois, à la suite d'une fièvre intermittente, une infiltration séreuse des tissus extérieurs, très-marquée, à l'abdomen surtout, avec une rate et un foie volumineux. Les chairs sont pâles, jaunes et flasques. Je mets cet enfant à l'usage de la quinine pendant cinq à six jours, pour détruire les restes d'une fièvre que je supposais exister encore; puis, immédiatement après, je soumets ce malade à l'usage du sirop de lait iodé, pendant un mois, à la dose d'une cuillerée à café, matin et soir. Au bout de ce temps, toute trace de suffusion séreuse avait disparu; les chairs étaient devenues fermes et roses; le foie et la rate avaient repris, à quelque chose près, leur volume normal.

2me Cas. — Paul Lacoste, 15 ans, sujet depuis l'enfance aux obstructions hypertropiques de la rate, est obligé de quitter le collége, au mois de février 1860, pour cause de mauvaise santé. Rate énorme, descendant tout près de l'arcade crurale ; chairs flasques et décolorées ; un peu de suffusion séreuse du tissu cellulaire sous-cutané. Aucune amélioration pendant un traitement de trois mois suivi au collége. – Quelques doses de quinine pendant une semaine, suivies aussitôt de l'usage des dragées iodées, rendent cet enfant à la santé, six semaines après son retour dans sa famille. Sous l'influence de ce traitement, le volume de la rate a diminué des deux tiers, les forces sont revenues avec l'appétit, les chairs fermes et pleines. Au bout de trois mois, cet enfant semble n'avoir jamais été malade.

Cinquième catégorie. — *Hydropisies consécutives.*

1er Cas. — Quincampoix, 12 ans, est atteint, en automne 1860, d'une hydropisie ascite énorme qui menace par ses progrès d'asphyxier promptement cet enfant. Cette hydropisie paraît être la suite d'une longue fièvre intermittente non traitée. Vu l'urgence, je pratique la ponction de l'abdomen et retire environ quatre litres de sérosité blanchâtre, comme albumineuse. Après cette évacuation, on constate par le palper abdominal que la rate est·hypertrophiée outre mesure. Quinine et lait iodé ; guérison rapide. Au bout de trois mois, à la suite d'un refroidissement, réapparition de l'hydropisie. Purgatifs hydragogues pendant deux jours et reprise du traitement par le lait iodé. Guérison complète au bout de quinze jours. Cette guérison ne s'est pas démentie depuis.

2me Cas. — On peut également considérer comme un exemple de guérison d'hydropisie, par le lait iodé, le fait premier de la quatrième catégorie.

Sixième catégorie. — *Gastralgies, dyspepsies.*

1er Cas : gastralgie ancienne. — Noël, 40 ans, est atteint

depuis plusieurs années de douleurs vives à l'estomac qui lui ôtent l'appétit ou l'empêchent de le satisfaire, quand il existe, et provoquent souvent des vomissements. Cet homme a maigri beaucoup et peut difficilement se livrer aux rudes travaux de l'agriculture, lorsqu'arrive l'époque où ses douleurs gastralgiques s'exaspèrent, comme en juin, juillet, août. Les calmants, les alcalins n'ont procuré jusque-là que de faibles soulagements.

En juillet 1859, après six semaines d'horribles souffrances, je le mets, en désespoir de cause, à l'usage du lait iodé, à la dose d'une cuillerée à bouche, deux fois par jour. Au bout de quinze jours de ce nouveau traitement, les douleurs gastralgiques ont disparu, l'appétit est devenu très-bon, les vomissements ont cessé et les fonctions digestives s'accomplissent supérieurement. Pas de rechute depuis cette époque.

2me Cas : gastralgie très-ancienne faisant craindre une affection organique de l'estomac. — Joany, 50 ans, est pris pendant l'été, depuis dix ans, de douleurs gastriques avec vomissements qui cessent, sans disparaître complétement, à la rentrée de l'hiver. Les douleurs, avant ou après le repas, sont horribles; le malade se prive presque complétement de nourriture pendant des mois entiers, aussi, vers la fin de l'été, présente-t-il un état de maigreur squelettique. Tous les médicaments possibles ont été essayés. Leur action, après avoir donné quelque soulagement les premières années, paraît complétement émoussée en septembre 1859. A cette époque, il survient des vomissements très-abondants de matières noirâtres, sanguinolentes. Je crains une affection organique et porte un pronostic fâcheux. Mais point; l'emploi du lait iodé, auquel je le soumets, rétablit vite l'appétit et les forces de ce malade; les digestions se font sans douleur, les vomissements ne reparaissent plus et le malade prend de l'embonpoint. Depuis deux ans, Joany n'a pas éprouvé la plus petite douleur gastralgique.

3ᵐᶜ Cas : gastralgie ancienne. — Leblanc, 32 ans, est atteint de gastralgie violente, depuis quatre ou cinq ans. Il y a deux ans, ce malade éprouva une amélioration sensible sous l'influence des opiacés. Retour de la gastralgie depuis un an, se produisant par des crampes horribles, deux ou trois heures après avoir mangé, surtout quand le repas se composait de légumes. Vomissements fréquents, borborygmes, tantôt diarrhée, tantôt constipation. Les opiacés que j'essaye de nouveau, la magnésie, l'eau de Vichy, etc., donnent des résultats à peine sensibles. L'emploi du sirop de lait iodé, à la dose d'une bonne demi-cuillerée à bouche une heure avant le repas du soir et l'autre deux heures après (c'était surtout le repas du soir qui ramenait les douleurs gastralgiques), amène une prompte amélioration. La digestion se fait mieux et les crampes disparaissent.

4ᵐᵉ Cas : dyspepsie. — Un de mes amis, que la nature de ses fonctions oblige d'être à peu près constamment à cheval, souffrait depuis dix-huit mois de dyspepsie, caractérisée par la perte de l'appétit, une difficulté très-grande de la digestion, surtout deux ou trois heures après qu'il avait mangé. A cette période de la digestion, tout travail intellectuel était impossible; cet homme était pris de lassitude générale; il sentait comme un poids énorme à l'estomac, le ventre se ballonnait et des rapports désagréables le tourmentaient pendant deux ou trois heures; tout ce temps-là, il était obligé de défaire les boutons de son pantalon et de son gilet dont il ne pouvait pas endurer le contact. Il avait considérablement maigri. Une saison passée aux eaux pendant l'année 1858 avait procuré quelque amélioration, mais de nouvelles fatigues ramenèrent vite la dyspepsie à son point de départ.

Après avoir tenté de nouvelles médications à peu près infructueuses, j'eus l'idée de mettre ce malade à l'usage du sirop de lait iodé; ce malade en prenait seulement une demi-cuillerée à bouche, une heure avant le repas principal. C'était au mois de février 1859. Après trois semaines de ce traitement il était survenu une amélioration étonnante. L'appétit était revenu, les digestions étaient plus faciles et plus promptes, le ballonnement du ventre disparaissait progressivement. La gaité de ce malade était revenue comme de plus belle et aussi la vigueur physique et morale, et au mois de juin il avait repris son embonpoint primitif. Il est vrai de dire que pendant les premiers mois, ce monsieur, d'après mon conseil, prenait un peu de lait iodé au moment où la digestion le fatiguait le plus habituellement, c'est-à-dire, à cette période digestive où l'estomac se contracte pour chasser le chyme dans le duodénum; mais la chose n'avait lieu qu'exceptionnellement. Le malade m'a répété souvent qu'il voyait cesser son malaise digestif moins d'un quart d'heure après qu'il avait pris du sirop de lait iodé, ou encore deux ou trois dragées iodées.

L'iode ou mieux le lait iodé produisait sur ce malade ses effets physiologiques les plus marqués : sentiment de douce chaleur et d'énergie à l'estomac, appétit plus vif et digestions plus rapides, facilité des garde-robes et excitation des organes génito-urinaires, génitaux surtout. Ce dernier phénomène était assez marqué, à ce point que M. X... me disait, en plaisantant, que je l'avais fait *redevenir jeune homme.*

Je m'arrête dans l'énumération des affections gastralgiques ou dyspeptiques que jai traitées avec succès par le sirop de lait iodé. On verra plus loin que plusieurs des faits de la dixième catégorie pourraient aisément trouver place dans cette catégorie même, comme exemples de dyspepsie.

Je dois avouer pourtant que le succès n'a pas toujours couronné mes tentatives dans le traitement des maladies en question. J'ai quelquefois donné inutilement le lait iodé; mais si, dans ces cas, il n'a pas guéri, il a été loin d'être préjudiciable. Il est à remarquer que c'est surtout contre les vieilles gastralgies, celles qui avaient résisté à tous les traitements, que j'ai pu retirer des services signalés de l'emploi du lait iodé. On sait combien sont nombreuses, bizarres et rebelles les affections en question, et tel traitement qui réussit chez quelques gastralgiques échoue complétement chez les autres. Il n'est peut-être pas de maladies qui mettent autant à l'épreuve la sagacité et les connaissances thérapeutiques des praticiens.

Il ressort pourtant des faits exposés plus haut que c'est surtout dans l'atonie, la paresse et l'impuissance des organes digestifs à accomplir le second temps de la digestion stomacale que les préparations iodiques offrent de précieuses ressources. Dans ces cas, une arme aussi bien trempée ne saurait être dédaignée !

Septième catégorie. — *Syphilis constitutionnelle.*

1er Cas. — La femme Lecompte, 35 ans, est atteinte d'une toux continuelle depuis six mois. La voix est enrouée et à demi-éteinte ; l'appétit est médiocre et l'amaigrissement très-prononcé. En examinant l'arrière-gorge, je découvre des ulcérations larges, déchiquetées sur les bords, à fond grisâtre. Il est probable que de pareilles ulcérations existent dans le conduit laryngien. Cette femme a été autrefois atteinte de syphilis et a présenté des symptômes constitutionnels de cette affection. Nul doute que la nature de cette pharyngo-laryngite ne soit vénérienne. Je cautérise à plusieurs reprises les ulcérations de l'arrière-gorge, celles qui sont accessibles à la vue, et je mets cette malade à l'usage du lait iodé pendant deux mois. Au bout de ce temps, la toux est presque nulle et l'enrouement disparu. Et cette femme qui était presque hectique, au début du traitement, a récupéré, avec l'appétit, un embonpoint raisonnable. La guérison ne s'est pas démentie depuis deux ans.

Huitième catégorie. — *Goutte.*

1er Cas. — M. X..., homme de lettres, atteint depuis vingt ans d'une affection goutteuse qui a déformé presque toutes les articulations des membres pelviens et thoraciques, et le tient cloué dans son lit depuis plusieurs années, est pris d'accès goutteux tous les deux mois environ. Inutile de dire que tous les moyens rationnels et empiriques ont été essayées, depuis longtemps, sans produire peu d'effet. J'imagine, il y a trois ans, d'essayer contre cette affection terrible et désespérante l'emploi du sirop de lait iodé, non pas avec la prétention de guérir, mais avec la pensée qu'en relevant les forces épuisées de ce malade, en agissant sur l'ensemble de l'organisme, je pourrais peut-être modifier la diathèse et éloigner, si non faire disparaître les accès. Pour modifier plus énergiquement l'économie, je prescris le sirop de lait iodé à haute dose, deux grains d'iode par jour. — M. X... en prit pendant deux mois. Mon attente ne fut pas trompée. En effet, si l'iode n'arrêtait point complétement les accès, ils furent singulièrement diminués de fréquence et de gravité, et l'année dernière encore, ce malheureux podagre m'écrivait de lui faire passer quelques flacons de lait iodé pour éloigner le retour de ses acèès et les rendre plus bénins (*). Ce malade mange beaucoup mieux depuis et se trouve dans un état de santé générale relativement meilleur que par le passé. Il va sans dire que mon médicament ne pouvait avoir la vertu de guérir radicalement une affection aussi grave par son ancienneté que par les altérations anatomiques qu'elles avait fait éprouver aux articulations. Je conserve comme témoignage de reconnaissance une charmante lettre où M. X... me remercie chaleureusement de l'amélioration qu'il a éprouvée à la suite de mon traitement.

Nota. L'iode, dans le cas en question, avait agi puissamment sur les organes génito-urinaires. Les fonctions génésiques étaient abolies depuis longtemps; sous l'influence de

(*) J'ai vu M. X... le 27 novembre 1861; il garde le lit presque constamment, mais il ne souffre plus, toutes les fonctions se font bien et, depuis six mois, il n'a éprouvé aucun accès de goutte.

l'iode elles se sont complétement relevées. Mais un phénomène non moins remarquable et dû nécessairement à la
même cause, c'est l'existence d'une assez vive irritation à la
vessie qui survint vers la fin du traitement et disparut avec
la cessation du même traitement.

Neuvième catégorie. — *Faiblesse native de la constitu-*
tion, arrêt de développement.

1er Cas. — Le fait suivant est peut-être un de ceux qui plai-
dent le plus excellemment en faveur des vertus de l'iode.

Marie Legros, 2 ans, est la huitième enfant d'un père et
d'une mère médiocrement constitués, quoique d'une assez
bonne santé pourtant. Tous les autres frères et sœurs sont
morts. Marie est la plus jeune et par conséquent la seule
survivante.

Les enfants Legros, dont j'ai soigné les quatre derniers,
mouraient entre l'âge de quinze mois à trois ans. Ils mouraient
à la suite d'affections insignifiantes, comme un phlegmon,
un érysipèle, une fièvre intermittente, une bronchite. Il
n'existait chez ces petites créatures aucun fonds de résistence
vitale. La dernière, qui est morte en 1858, est morte comme
momifiée, à la suite d'une petite fièvre intermittente.

En mars 1859, Marie Legros n'est point encore sevrée, quoiqu'elle soit âgée de deux ans. Sa peau est couleur de cire,
le corps et les membres sont grêles, les chairs molles, la physionomie terne, sans éclat, elle tourne déjà à la momification,
a l'air d'une petite vieille, comme sa dernière sœur. Malgré
l'examen le plus attentif, je ne puis trouver nulle part, dans
aucun organe, la trace de la plus petite affection. Les parents
qui la voient dépérir tous les jours sont désolés et s'attendent
à voir leur petite Marie subir prochainement le sort de leurs
autres enfants.

Je mets incontinent cette enfant à l'usage du sirop de lait

iodé, à la dose d'une petite cuillerée à café, matin et soir. Elle en prend pendant un mois. On me l'apporte au bout de ce temps-là. Je suis surpris du changement survenu dans l'état de cette enfant! La physionomie et les yeux ont pris de l'éclat, de la vivacité; les chairs sont devenues fermes et roses, et cette enfant qui ne marchait plus, depuis six mois, marche et saute à plaisir maintenant. Les parents sont dans le ravissement!

Je fais cesser l'usage du lait iodé, pendant un mois, pour le reprendre un mois encore après, mais cette fois, sous forme de dragées.

Une remarque qui n'est pas sans importance et que je ne saurais passer sous silence, c'est que le lait iodé n'a pas, comme il était permis de s'y attendre, augmenté l'appétit de cette enfant. Et cependant l'amélioration qui a suivi a été prodigieuse!

Réflexions. Voilà, s'il en fut jamais, un beau succès dû à l'iode. Dans la famille Legros, tous les enfants meurent de deux à trois ans, à propos de l'affection la plus légère. Ils fondent, maigrissent, se momifient sans cause appréciable connue.

Le principe de la vie paraît épuisé en eux.

La petite Marie paraît devoir faire exception à la règle, grâce au traitement iodique. Et en effet, elle a contracté, vers la fin du mois de mai, la rougeole, comme beaucoup d'autres enfants de son village (nous avions alors de mauvaises rougeoles), et elle est sortie très-heureusement de cette fièvre éruptive. Nul doute pour moi que si elle n'eût fait usage du lait iodé, antérieurement, elle n'eût été emportée, comme cela est arrivé à quelques-uns de ses frères et sœurs les années précédentes.

Nota. La santé de cette enfant n'a pas décliné depuis cette

époque. Je l'ai revue il y a quelques mois (1861), et elle promet de faire une femme.

2ᵐᵉ et 3ᵐᵉ Cas. — Les enfants Dubois, âgés l'un de 3 ans et l'autre de 5 ans, sont peu développés pour leur âge; ils sont faibles, pâles, lymphatiques et flasques; ils n'ont jamais marché. Je les mets, pendant un mois (1860), à l'usage du sirop de lait iodé. Au bout de ce temps, le changement opéré sur eux est suprenant! Ils ont pris de l'embonpoint, des couleurs et de la force Ils peuvent marcher une partie de la journée, au grand contentement de leurs parents.

Nota. L'amélioration s'est continuée. Ces enfants viennent très-bien à présent (1861).

4ᵐᵉ Cas. L'enfant Parivaille, 8 mois, hectique, avec engorgement des ganglions mésentériques et ballonnement du ventre, a rapidement repris de l'embonpoint et des forces, sous l'influence du sirop de lait iodé, à la dose d'une demi-cuillerée à café matin et soir, administré seulement pendant quinze jours.

Le volume du ventre s'est réduit très-rapidement.

Dixième catégorie. — *Organisations débiles, souffreteuses, paresse des fonctions.*

1ᵉʳ Cas. — La femme Martial, 40 ans, est d'une très-mauvaise santé habituelle, sans avoir pourtant fait aucune maladie un peu grave. Elle est pâle, bouffie, peu propre aux travaux manuels inhérents à sa condition, mange et digère médiocrement. Les ferrugineux et les toniques ont été administrés à diverses reprises, sans amener d'amélioration bien marquée. Le traitement par le sirop de lait iodé, prescrit au printemps de 1860, change rapidement les conditions physiologiques de cette femme. Elle reprend de l'appétit et récupère des forces.

Depuis cette époque, sa santé s'est mieux maintenue que précédemment, et, pourtant, elle n'a voulu suivre le traitement iodique que pendant trois semaines.

2ᵐᵉ Cas — La femme Bouyer, 36 ans, est d'un pauvre tempérament, maigre, pâle, essoufflée au moindre exercice, avec des menstrues médiocres et irrégulières et des digestions pénibles. Atteinte d'une fièvre intermittente, dans le mois d'octobre 1859, elle en est débarrassée par la quinine, mais ne récupère pas le peu de forces qu'elle possédait avant. Les ferrugineux la relevèrent un peu, mais c'est le lait iodé dont j'ai dû faire suivre l'emploi, pour la relever plus vite d'une situation aussi précaire, qui a le mieux modifié son état. Sous l'influence de ce médicament, les forces et les couleurs sont revenues, les menstrues se sont régularisées et les digestions s'accomplissent mieux. Pas de maladies depuis cette époque.

3ᵐᵉ Cas. — La femme Laurent, 30 ans, santé altérée depuis un an. Douleurs dans les hypocondres, chairs molles, teint pâle, un peu d'hypertrophie du foie. Après l'emploi des purgatifs et des fondants, amélioration peu notable. Les dragées de lait iodé triomphent rapidement de tous ces phénomènes morbides. Depuis deux ans, santé très-bonne.

4ᵐᵉ Cas. — La femme Noël, 38 ans, souffreteuse depuis plusieurs années; tissus mollasses et couleur de cire; douleurs intercostales, fièvre erratique. En 1858, un traitement par le quinquina et le fer, poursuivi pendant huit mois, avait passablement restauré la santé de cette malade, lorsqu'en 1860 les forces recommencèrent à décliner et tous les symptômes de son ancienne affection chloro-anémique reparurent. J'attaquai cette fois cette phénoménisation morbide si complexe par le sirop de lait iodé. Il faisait merveille, lorsqu'au bout

3

de quinze jours la malade dut abandonner ce traitement, parce que le lait iodé déterminait une constriction pénible à la gorge qui gênait singulièrement la déglutition. Je n'avais encore jamais observé ce phénomène à la suite de l'administration du lait iodé. Néanmoins, l'amélioration commencée se continua, aidée toutefois par l'usage du vin de quinquina.

5me Cas. — Mariette B..., 28 ans, institutrice, malade depuis six mois, vient respirer l'air natal pour se remettre. Les renseignements que me donne cette femme sont insuffisants pour m'éclairer sur la maladie dont elle est atteinte. Elle parle d'une maladie de langueur, avec un peu de fièvre les nuits. Elle a été traitée par l'homéopathie! Elle est, en août 1860, dans un état des plus misérables. Teint hâve, physionomie inerte, amaigrissement poussé jusqu'à l'hectisie, elle peut à peine se tenir debout, et elle vomit, assez habituellement, le peu de nourriture qu'elle prend. Rien dans les organes. Quelques opiacés pour calmer l'estomac et le sirop de lait iodé rétablissent cette femme avec une rapidité merveilleuse. Depuis cette époque, cette femme est méconnaissable, tant elle a repris de fraîcheur et d'embonpoint.

Nota. Ce dernier cas est on ne peut plus remarquable par les résultats merveilleux qui ont suivi l'administration de la préparation iodique.

6me Cas. — Barrot, 21 ans, pâle, maigre, sujet aux bronchites, essoufflé, craignant le froid, éprouvant souvent des frissons erratiques, d'une constitution des plus chétives, a suivi bien des traitements depuis deux ans. — Un traitement de trois à quatre mois par les toniques, les fébrifuges et le lait iodé l'a rétabli dans un état de santé relativement très-satisfaisant. Sa mère éplorée voyait ce jeune homme fatalement voué à la mort; aujourd'hui, l'espoir de le voir vivre est revenu!

Onzième catégorie. — *Maladies aiguës asthéniques :*
pneumonie, fièvre typhoïde.

1er Cas : pneumonie asthénique. - La femme Breton, 35 ans,
est prise, dans le mois de janvier 1860, d'une pneumonie à
droite, passée au 2me degré, au moment où je suis appelé. Le
pouls est mou, petit, dépressible et fréquent, la respiration
très-gênée, l'état général très-affaissé. Une légère application
de sangsues que les forces de la malade ne permettent pas de
renouveler, un large vésicatoire sur le côté et deux potions
au kermès (20 cent.) font revenir la pneumonie au 1er degré,
le troisième jour du traitement, mais arrivée à ce point, l'inflammation ne se résout plus, malgré vin et bouillon. Je prescris
alors le sirop de lait iodé, à la dose de deux cuillerées à des-
sert par jour. Le deuxième jour de ce traitement, le pouls
se relève, la physionomie se ranime, l'expectoration se fait
bien et la respiration est plus libre.

L'appétit devient plus vif de jour en jour, et au bout de
cinq à six jours de ce traitement, toute trace de phlegmasie
pulmonaire avait disparue.

2me Cas : Fièvre typhoïde asthénique ou adynamique. — La
femme Joyeux, 45 ans, est prise, en septembre 1859, d'une
fièvre typhoïde à forme adynamique des mieux caractérisées.
Le pouls est d'une faiblesse extrême, l'attitude générale af-
faissée et mauvaise, le facies décomposé. Malgré les préparations de quinquina, la limonade vineuse, le bouillon, l'état
de cette malade ne s'est point amendé au bout de quinze
jours. Je prescris alors trois cuillerées à café de sirop de lait
iodé par jour. Dès le troisième jour, un changement notable
était survenu sous l'influence de ce traitement. Le pouls
était plus plein, le facies s'était vivifié, la prostration faisait
place à un sentiment de vigueur générale et la malade de-
mandait des aliments (*).

(*) Je pourrais citer plusieurs autres cas pareils observés ces temps-ci,

Au bout de huit jours, la convalescence était carrément établie et la malade pouvait se lever.

Douzième catégorie. — *Convalescences longues et difficiles,
simples ou compliquées.*

1ᵉʳ Cas : convalescence d'une fièvre typhoïde entravée par une bronchite intense. — La femme Boucher, qui a déjà fait le sujet d'une observation précédente (6ᵐᵉ cas, troisième catégorie), est au quarante-cinquième jour d'une fièvre typhoïde (septembre 1859), dont les principaux symptômes sont bien amendés, n'était une bronchite qui épuise la malade par la toux et l'abondante expectoration qui la suit. La convalescence en est sérieusement empêchée. La malade perd la nuit, par la toux et la fièvre qui l'accompagne, le bénéfice des quelques aliments légers qu'elle prend dans la journée Bref, la malade s'épuise rapidement, sans que vésicatoires et antimoniaux puissent modifier en rien l'irritation bronchique.

Je m'avise alors, en désespoir de cause, de faire prendre à cette malade une demi-cuillerée à bouche de sirop de lait iodé, soir et matin. Quel n'est pas mon étonnement, au bout de quatre à cinq jours, de voir la toux et l'expectoration disparues de plus des trois quarts. La malade peut reposer la nuit, elle n'a plus ces accès fébriles nocturnes qui l'épuisaient. L'appétit est franchement établi et la convalescence marche rapidement.

Réflexions. Il est assez fréquent de voir périr les malades typhisés, à la dernière période de la fièvre typhoïde, et de les voir périr surtout par la bronchite et l'abondante expectoration à laquelle elle donne lieu, il semble que la maladie typhique soit venue épuiser son principe morbifique sur la muqueuse respiratoire. Bien souvent, toutes les médications

à cette époque de fièvres adynamiques et dans lesque les l'emploi du sirop de lait iodé m'a rendu de notables services. Décembre 1861.

viennent échouer contre un pareil reliquat. Je ne saurais trop recommander dans ces cas l'usage de l'iode intùs et extrà ; par extrà, j'entends dire des frictions sur les parois thoraciques avec la teinture d'iode. J'ai retiré de grands avantages de ce modus faciendi, ces jours-ci même, dans deux cas à peu près désespérés (*).

2ᵐᵉ Cas : convalescences imparfaites, plusieurs maladies se succédant coup sur coup sur la même personne. — Voici un fait curieux entre tous : La femme Dumont, 25 ans, grande, bien en chairs, quoiqu'un peu lymphatique, est accouchée au commencement du mois de janvier 1859. Quelques jours après les couches, une métrite grave s'est déclarée, qui n'a cédé qu'au bout d'une vingtaine de jours à un traitement des plus énergiques. Tout allait bien, lorque fin janvier cette jeune femme contracte une pneumonie qui la met à deux doigts du tombeau. A peu près guérie, elle contracte une fièvre typhoïde, en mars, qui dure un mois. Tout n'était pas fini encore ! En mai, elle est prise d'une fièvre intermittente contre laquelle la quinine n'a pas d'action bien décisive. Enfin, à force de quinquina et de quinine, sous toutes les formes, les choses paraissaient apaisées, lorsque, fin juin, elle est reprise de sa fièvre périodique, mais cette fois à forme pernicieuse lipothymique. Elle faillit succomber au deuxième accès. Il est inutile d'ajouter que cette malheureuse femme était tombée dans un état affreux, dans le marasme ; à peine pouvait-elle se mouvoir dans son lit. Dans le mois de juillet, des accès

(*) Je pourrais, entr'autres, citer une intéressante observation. Je traite, en ce moment, une jeune fille de 15 ans qui, au cinquantième jour de sa fièvre typhoïde, a vu tous les symptômes de la bronchite augmenter d'une façon insolite, ainsi que la fièvre elle-même. Le lait iodé, à l'intérieur, et les frictions de teinture d'iode sur la poitrine, répétées pendant plusieurs jours, ont rapidement modifié l'état désespéré de cette malade (décembre 1861). — On sait combien les vésicatoires sont quelquefois dangereux dans cette maladie.

de fièvre simple viennent encore l'assaillir. Désespéré d'un pareil état de choses et peu rassuré sur l'action des médicaments divers, antipériodiques ou autres, administrés jusqu'à ce jour, je me décide enfin à prescrire le lait iodé, dans le but de modifier une pareille constitution et de relever la force vitale de cette pauvre malade. Mes prévisions ne tardèrent pas à être couronnées d'un brillant succès. Au bout de quinze jours du traitement en question, la femme Dumont pouvait se lever; elle avait un appétit insatiable; les forces revenaient à vue d'œil; plus de fièvre, plus de faiblesse, sommeil excellent, joie de se sentir vivre. L'iode avait si bien relevé le rhythme vital que, depuis cette époque, cette femme a joui de la plus brillante santé, à part une légère fièvre paludéenne qu'elle a contractée au commencement d'octobre de cette année, affection pyrétique qui a rapidement cédé à quelques doses de sulfate de quinine.

3me Cas : convalescence impuissante à s'établir, à la suite d'une pneumonie. — La femme Lacogiraux, 46 ans, constitution faible, fait une pneumonie en février 1860. Les choses marchent assez bien jusqu'au huitième jour, époque à laquelle la pneumonie est à peu près résolue. Mais le pouls est d'une faiblesse extrême, les forces générales sont abattues, le facies affaissé et cette malade n'éprouve aucune appétence pour les aliments. Le traitement n'est pour rien dans une pareille disposition asthénique, car il a été peu actif : une application de huit sangsues seulement, un vésicatoire et quelques potions expectorantes. Ce n'est donc pas dans un traitement aussi bénin qu'il faut aller chercher l'explication d'une pareille dépression des forces. Cette dépression tient probablement à des conditions idiosyncrasiques particulières. Devant un pareil état de choses, et la malade ayant déjà eu plusieurs faiblesses, je me décide, comme dans les exemples précédents, à ordonner trois cuillerées à café, par jour, de sirop de lait iodé. Bien m'en prit, car le deuxième jour de ce traitement les faiblesses avaient disparu, le pouls s'était relevé et les forces générales se rétablissaient. Au bout d'une huitaine, cette femme était complétement hors d'affaire, se levait, mangeait et digérait bien.

4me cas : Convalescence impossible, à la suite d'une dyssenterie et d'une pneumonie. — La femme Lefort, 40 ans, contracte, en août 1860, une dyssenterie grave, heureusement traitée par notre confrère M. Montaudon. Elle relevait de cette maladie, lorsqu'elle est prise d'une pneumomie pour laquelle je fus appelé, et qui l'a mit à deux doigts de la mort. Elle guérit néanmoins de cette pneumonie et entra en convalescence. Mais il lui était impossible de prendre autre chose que du bouillon clair et un peu de lait coupé. Or, cette malheureuse femme, par le fait des deux maladies qu'elle avait éprouvées coup sur coup, était tombée dans le dernier degré de marasme, et quoique à peu près guérie, elle était menacée de s'éteindre comme une chandelle, faute d'aliments. J'insistai de toutes mes forces pour la décider à prendre quelques aliments plus substantiels, mais ils lui répugnaient, et si elle en usait, ou bien elle les vomissait, ou bien ils lui occasionnaient des indigestions. — Que faire? J'avais essayé du vin, mais l'estomac n'en avait éprouvé aucun bien et les indigestions se répétaient tous les jours. Ce fut après une de ces indigestions dont je fus témoin, et qui faillit emporter la malade, que je me décidai à avoir recours à l'administration du sirop de lait iodé, à la dose d'une demi-cuillerée à bouche, soir et matin. — Je n'eus pas à m'en repentir, car, dès le lendemain, les choses avaient changé! La malade avait faim et elle digérait! Elle fut vite rétablie, non pas dans le sens absolu du mot, car il lui fallut plusieurs mois pour se refaire; mais elle traversa désormais sans encombre toutes les phases d'une convalescence qui avait été si périlleuse au début. Elle mangeait et dormait bien, ne vomissait plus, et, au bout de huit jours de l'usage du lait iodé, elle pouvait se lever quelques heures dans la journée. Elle ne fit plus aucune indigestion depuis.

Remarque. L'iode n'aurait-il d'autre vertu que de pouvoir remonter les ressorts organiques, relever la force vitale dans les convalescences semblables à celles dont je viens d'esquisser le tableau, convalescences où viennent sombrer souvent les malades autrefois les plus robustes, et contre les dangers desquelles notre art est si souvent impuissant, — car qui n'a vu mourir de nombreux malades dans cette phase de la vie qui est comme un pont jeté entre la maladie et la santé! — L'iode, dis-je, n'aurait-il d'autre avantage que de nous aider à traverser heureusement une passe aussi périlleuse, que ce serait encore un remède à inscrire dans les fastes des choses utiles à l'humanité!

Treizième catégorie, à ajouter depuis le dépôt de mon Mémoire à la Société médicale d'émulation de la Creuse. — *Diathèse purulente, à la suite d'une fièvre typhoïde; — insuccès des préparations de quinquina, d'aconit, etc., pendant les trente premiers jours; amélioration sensible et guérison sous l'influence de l'iode.* — (Observation publiée dans le numéro du 13 mai 1862 du journal *l'Union médicale*).

Chapelier, 28 ans, bonne constitution, est pris de malaise, de courbature et de perte d'appétit dans les premiers jours de décembre 1861. Le 5, je suis mandé et constate les symptômes d'une fièvre typhoïde confirmée qui, une quinzaine de jours plus tard, se compliquait d'hémorrhagies intestinales copieuses qui mettaient la vie du malade en danger. Nonobstant, quelques jours plus tard, les choses allaient bien, lorsque survient un écoulement purulent par les oreilles, bientôt suivi d'un grave érysipèle de la face.

Le malade échappe encore à ce nouveau danger, lorsque

le 12 janvier il me prie d'examiner la cuisse gauche où il ressent de la gêne et de la douleur. L'examen du membre en question me permet de constater, à la partie interne et inférieure de ce membre, une tumeur grosse comme un œuf, fluctuante, sans coloration de la peau.

J'ouvre cet abcès et il en sort un pus blanc et bien lié. — Extrait de quinquina, régime tonique.

Le 15, le malade attire mon attention du côté de la tête où il éprouve de la douleur. Un second abcès, en tout semblable à celui de la cuisse, occupe le sinciput. J'en pratique l'ouverture. Deux jours plus tard, il n'y paraissait plus et les lèvres de l'incision étaient réunies. Il en avait été ainsi du reste pour l'abcès de la cuisse.

Le 20, un troisième abcès s'est déclaré à la partie antérieure de l'avant-bras gauche. J'ouvre encore cet abcès.

Le 22, une autre abcès avec œdème existe à la partie dorsale de la main du même côté et j'en pratique également l'ouverture. — Extrait de quinquina, alcoolature d'aconit, vin et viande.

Le 26, autre abcès à la partie antérieure du bras; ouverture de cet abcès.

Le 30 janvier, un vaste abcès existe à la partie antérieure de la poitrine, sous la clavicule droite; il s'est développé brusquement dans la nuit. Fluctuation très-manifeste, aucun changement de coloration à la peau. L'ouverture de cet abcès fournit un demi-litre de pus environ, assez louable. Le lendemain, on ne reconnaissait la place de cet abcès que par la cicatrice déjà fermée qu'avait produite l'instrument tranchant.

Le 3 février, deux abcès existent, l'un au mollet gauche et l'autre dans la région fessière droite. Ce dernier est énorme. Je les ouvre tous les deux, mais le pus est moins louable, sanieux, mal lié. L'appétit, qui s'était assez bien soutenu jusque-là, commence à se perdre, la peau prend une couleur terreuse et la fièvre devient plus vive, avec des frissons quotidiens et irréguliers.

Le 5 février, autre abcès à la partie postérieure de l'épaule gauche, avec empâtement et douleur vive dans cette région, quand le malade pratique le décubitus de ce côté. L'incision de cet abcès donne issue à un pus assez louable.

Le 6, ouverture de trois autres abcès, un à la partie supérieure de la mâchoire droite et les deux autres aux membres inférieurs. Le pus est peu louable.

Le 8, l'abcès de la région fessière ou iliaque externe s'est reproduit. Nouvelle incision qui donne issue à un litre de pus sanieux et sanguinolent, d'une odeur putride. Le même jour, j'ouvre un autre abcès survenu à l'avant-bras gauche.

Le 11 février, trois abcès existent encore : un dans la région profonde du mollet, à droite, et les deux autres à chaque cuisse. Celui du mollet donne un litre de pus au moins. Il faisait beaucoup souffrir le malade depuis quelques jours par la distension des tissus qu'il occasionnait.

Voici quelle était la position du malade à cette date : peau *collée sur les os*, d'aspect terreux ; facies mauvais; pouls petit et fréquent, avec frissons; délire et agitation les nuits; appétit à peu près perdu; soif; en somme, état hectique des mieux accentués et position jugée désespérée. Depuis une douzaine de jours, j'avais, pour des raisons que je dirai plus loin, ajouté à l'emploi du quinquina et de l'aconit l'usage des ferrugineux et des alcalins; mais rien ne faisait. Je résolus alors de recourir à l'emploi de l'iode que j'administrai à la dose de 2 centigrammes, répétée trois fois par jour. Observons maintenant ce qui va se passer.

Les 13, 15 et 17 février, ouverture de trois autres abcès. Celui de la hanche et celui de l'épaule se sont reproduits encore ; puis un troisième est survenu sous l'oreille gauche.

Le pus est toujours sanieux, liquide et mal lié, et le malade éprouve encore quelques frissons.

Le 21, ouverture d'un abcès (le quatrième depuis l'usage de l'iode), à la partie postérieure de la cuisse droite; mais le noyau de cet abcès existait à l'état indolent dès le 11 février.

Le 23, nouvelle incision de l'abcès de l'épaule gauche qui s'est encore reproduit. Mais déjà les choses ont bien changé! Le pus, cette fois, est blanc, louable, sans mauvaise odeur; l'aspect terreux de la peau disparaît; le visage s'anime; le pouls est moins fréquent et a de l'ampleur; l'appétit est énergique et les frisons très-rares.

Depuis cette époque jusqu'au 1er mars, nulle trace d'abcès. A cette date, de la douleur, avec chaleur, rougeur et tuméfaction, se manifeste dans la région lombaire droite; il y a comme un travail d'élaboration locale.

Le 6 mars, l'abcès est formé et j'en pratique l'ouverture. Cet abcès suppure pendant cinq ou six jours et guérit.

Le malade, depuis cette époque, se promène, mange, digère bien et reprend vite ses forces.

Le 20 mars, je vois ce malade pour la dernière fois. Aucun abcès ne s'est reproduit, et toute crainte de danger a disparu pour le malade, la famille et pour moi.

Chapelier, du reste, possède un embonpoint, une apparence de vitalité bien surprenante, après des pertes aussi copieuses. Ces bienfaits, il les doit à l'intégrité, à la puissance des fonctions digestives, maintenues à un haut degré par l'emploi de l'iode jusqu'à ce jour.

J'ai donc ouvert vingt-trois abcès depuis le 12 janvier jusqu'au 6 mars. Trois de ces abcès, ouverts à plusieurs reprises, ont donné une immense quantité de pus : ce sont ceux de l'épaule gauche, de la hanche et du mollet droit. Je n'estime pas à moins de douze litres la quantité de pus que j'ai retiré de

· l'ouverture de tous ces abcès, quantité énorme chez un malade épuisé par quarante jours de fièvre typhoïde et de copieuses hémorrhagies intestinales !

Si nous ajoutons à ces causes de dépérissement l'épuisement produit ou entretenu par une fièvre vive, avec frissons
fréquents, indice du travail suppuratoire qui s'accomplissait,
nous pourrons nous faire une juste idée de l'état d'hectisie
dans lequel était tombé ce malade.

La plupart de ces abcès, ainsi qu'on a pu en juger, s'éta-
blisait avec une rapidité surprenante, dans une nuit quelquefois, sans travail aucun d'élaboration locale, et c'étaient les
plus copieux.

Jusqu'au 11 février, j'avais employé contre cette dégéné-
ration purulente des liquides de l'économie, cette diathèse
pyogénique, en un mot, tous les remèdes vantés contre une
pareille affection : quinquina, aconit, ferrugineux, alcalins,
vins, viandes rôties, poissons, etc. J'avais eu occasion, vers
ce temps-là, de voir deux des médecins les plus considérables
et les plus répandus du département de la Creuse, MM. les
docteurs Montaudon-Bara et Desfosses-Lagravière. Ces messieurs m'avaient engagé à continuer le traitement tonique
commencé, en y ajoutant les ferrugineux et les alcalins,
comme corroborants et altérants. Ce que j'avais fait. Pour ces
honorables confrères, la terminaison paraissait devoir être
fatale.

Les choses allant de mal en pis, et ma conscience se trou-
vant sauvegardée par l'avis de mes confrères et l'insuccès
des médications employées jusque-là, je me considérai comme
suffisamment autorisé à expérimenter une médication nouvelle, héroïque, et, à partir du 11 février, j'administrai l'iode
à la dose de 2 centigrammes, répétée trois fois par jour. A ce
moment, tout était désespéré, les forces étaient à bout, l'appétit perdu. J'avais ouvert trois abcès ce jour-là et constaté
un autre abcès en voie de formation dans la cuisse droite,

plus une imminence de récidive des abcès de l'épaule et de la hanche. Ces abcès furent ouverts, ces deux derniers les 13 et 15 février, et celui de la cuisse le 21. Un abcès nouveau avait subitement paru sous l'oreille gauche et avait été ouvert le 17.

J'eus encore à ouvrir, le 23 février, l'abcès de l'épaule qui s'était reproduit une fois de plus, mais déjà le pus était devenu louable et de meilleure qualité et les frissons avaient disparu.

Les choses, comme on voit, avaient bien changé de face ! En effet, dès les premiers jours de l'emploi de l'iode, l'appétit était revenu, le malade éprouvait un sentiment de force, de tonicité générale. Quelques jours plus tard, il mangeait avidement et digérait à merveille; enfin les frissons disparaissaient et le pus était de bonne nature; les abcès anciens donnèrent encore une ou deux fois, mais il n'en parut plus que trois nouveaux et à des distances relativement très-éloignées, les deux derniers ouverts, l'un le 23 février et l'autre le 6 mars.

Au fur et à mesure de l'emploi de l'iode, l'aspect terreux de la peau disparaissait et était remplacé par une coloration rosée de bonne nature, et le malade, tout en perdant encore passablement, prenait des chairs et de l'embonpoint, ce qui nous donnait à tous un espoir qui ne s'est pas démenti depuis.

J'ai esquissé à grands traits l'histoire de cette curieuse maladie. Je ne sais s'il existe beaucoup de cas de guérison de diathèse purulente, et, dans le cas où il en existerait, quels ont été les moyens thérapeutiques employés. Les livres apprennent peu de chose à cet égard. J'ai donc cru utile de porter ce fait curieux à la connaissance du corps médical, avec d'autant plus de raison que j'ai eu occasion une autre fois d'observer un fait pareil et que le dénouement en a été funeste; avec d'autant plus de raison encore que les distingués confrères que j'ai cités plus haut auguraient mal, d'après des faits qui leur sont propres, de l'issue d'une aussi terrible maladie.

Il me reste maintenant à dire comment et sous quelle forme j'ai employé l'iode et quel a été son mode d'action. On sait que cet énergique alcaloïde ne saurait être administré pur, même sous forme de teinture, sans quelques inconvénients; car il peut déterminer de graves accidents gastriques.

Depuis quelques années, plusieurs tentatives ont été essayées pour trouver une forme pharmaceutique qui permit de l'administrer plus commodément et sans danger : ainsi les sirops de tannin iodé, le vin et le café iodés, les pains et les biscuits iodés de M. le docteur Boinet, et le lait iodé par assimilation digestive de M. le docteur Labourdette. Tous ces essais sont on ne peut plus louables, car ils témoignent d'une sollicitude éclairée à l'endroit de la délicatesse de nos organes digestifs, dont on ne saurait trop ménager la susceptibilité.

Depuis plusieurs années, je me suis occupé aussi de trouver une forme pharmaceutique qui me permette d'administrer sans danger cet héroïque médicament. La préparation à laquelle je me suis arrêté est le sirop de lait iodé.

J'ai pu combiner cet héroïque médicament avec son antidote le plus sûr, le lait. Sous cette forme, l'assimilation se fait bien et promptement, et on n'a jamais à craindre d'accidents gastriques. J'aurais voulu pouvoir me dispenser de toucher une *pareille corde*, car on pourrait croire à une *réclame*; mais je trouverai mon excuse auprès des plus *prudes*, quand j'aurai fait remarquer que, chez mon malade, il existait une telle susceptibilité intestinale, par suite de la dothiénenthérie compliquée d'hémorrhagies intestinales dont il avait été atteint, qu'un gramme de calomel, administré dans le cours de l'érysipèle de la face, avait provoqué des superpurgations telles que la vie de mon malade s'était trouvée en danger.

Et puis qu'est-ce donc que cette orthodoxie pharmaceutique dans laquelle on semble se renfermer, comme dans un
tabernacle inviolable, depuis quelque temps? Depuis quand
donc la médecine est-elle si sûre de ses moyens, qu'il est in-
terdit de se livrer à la recherche d'agents thérapeutiques
d'une action plus sûre et plus efficace?

Quelle est donc cette divinité inconnue qui a trouvé bon
d'imposer une barrière au progrès?...

Naguère encore, un esprit d'élite, un remueur d'idées, que
les lecteurs de ce journal lisent toujours avec fruit, avec plaisir même, M. Pidoux disait, dans l'Union Médicale, qu'il
vaudrait mieux quelques formules thérapeutiques de moins et
quelques idées de plus. Des idées de plus, qui ne serait de
cet avis? Mais des formules thérapeutiques, quand elles sont
bonnes, seraient-elles donc à dédaigner?

Toute innovation thérapeutique sérieuse a pour corrélatif
une conception doctrinale nouvelle, et cette dernière n'a pas
de plus sûr critérium que les conséquences thérapeutiques
qu'elle entraîne après elle ; car toute doctrine médicale qui
n'aboutirait pas à un progrès en thérapeutique serait jugée,
et, à juste droit, non viable.

Estimerait-on que ce n'est pas l'insuffisance des doctrines
médicales régnantes, un retour vers des idées autres que celles
qui régnaient, il y a trente ans, qui poussent les praticiens
soucieux de la vie et de la santé de leurs malades à la recherche d'agents thérapeutiques nouveaux? Chaque pas fait dans
cette voie est un écart de la doctrine de l'irritation, un retour
vers les idées browniennes. — Je suis naturellement amené,
par ces réflexions, à me demander si la diathèse pyogénique
est bien le produit d'une inflammation. J'ai peut-être l'air de
poser un paradoxe ; car, qui concevrait du pus sans inflammation? Pourtant, s'il fallait jurer par l'aphorisme : *Naturam
morborum ostendunt curationes*, que faudrait-il conclure? —
Défions-nous quelquefois des aphorismes ! — J'avoue que

j'ignore la cause et le mécanisme de la formation de cette
immense quantité de pus chez mon malade. Y a-t-il eu résorp-
tion des produits purulents fournis par l'otite suppurée? —
C'est possible. — S'est-il établi, sous le coup d'une influence
inconnue, une fonction morbide purulente? C'est peut-être
probable; mais entendons-nous sur le mot *fonction*. Il ne faudrait pas, ici, envisager la fonction au point de vue méta-
physique des vitalistes, au point de vue de la philosophie des
causes finales, mais au point de vue concret, la considérer
comme un mal menaçant directement la vie de l'individu.
Cette fonction n'était autre qu'une opération anomale de l'économie, comme diraient Reil et Dubois (d'Amiens).

Quelle a donc été l'influence et le mode d'action de l'iode
dans cette grave affection purulente? Il ne faudrait pas chercher l'explication de son mode d'action dans l'interprétation
des doctrines médicales régnantes. Elles sont si bien établies,
qu'il est impossible de faire un pas en avant sans trébucher....

Prendrons-nous pour base la doctrine de l'irritation, de
l'inflammation? — Nous ne saurions, car l'iode étant un agent
éminemment sthénique (*), nous devions le repousser haut
la main et faire, pour être logique, de la médecine antiphlo-
gistique.

Prendrions-nous la médecine vitaliste? Nous ne devions
rien faire alors, car nous avions affaire à une *fonction,* à un
acte de dépuration qu'il fallait respecter, aider même, en
vertu de l'aphorisme : *Quò vergit natura, eò ducendum.*

Dans les deux cas, je laisse à conclure ce qu'il serait adve-
nu!

En face de pareilles contradictions doctrinales, j'ai dû dé-

(*) C'est à propos des fièvres adynamiques qui ont régné, il y a que'ques
mois, que j'ai pu juger des propriétés sthéniques de l'iode. Il m'est arrivé
souvent, au bout de deux ou trois jours de l'usage de ce médicament, de
donner à une fièvre adynamique les allures d'une fièvre inflammatoire.

gager mon esprit de toute idée préconçue, douter comme le
veut Descartes, pour m'attacher au fait, à ce qui est, selon
le précepte d'Hippocrate, et ne voyant qu'une perversion des
fonctions de la vie, j'ai cherché à en amoindrir et à en combattre les effets. Pour cela, j'ai eu recours à l'iode.

Il y avait deux indications à remplir : la première était de
relever les forces, c'est-à-dire de rétablir dans leur virtualité
les fonctions digestives, de remplacer les matériaux organiques qui s'en allaient par de nouveaux matériaux propres à
entretenir la vie; or, l'iode est un des meilleurs agents con-
nus à cet égard, car il augmente singulièrement la puissance
digestive. La seconde consistait à atteindre la fonction morbide dans les sources même de la vie plastique, à modifier,
altérer l'économie. Le rôle de l'iode était donc tout tracé, car
son action intime, élective, s'exerce surtout sur les systèmes
glandulaires et ganglionnaires, ces élaborateurs par excellence des fluides de l'économie.

Ainsi donc, l'action dynamique et l'action plastique, qu'il
était essentiel de relever et de modifier, réclamaient impé-
rieusement l'emploi de cet agent héroïque auquel est dévolue
cette double propriété, c'est-à-dire l'iode. Aussi, comme le
succès a été prompt et sûr !

Je me garderai bien de faire intervenir ici un mot malheureux, dont on a fait un étrange abus, à propos des vertus de
tout médicament un peu héroïque : c'est le mot *spécifique,*
— qu'il ne faut pas confondre avec spécial, — mot fatidique
qui empêche de penser, qui tend à substituer le *guérisseur*
au savant, et aussi à nous ramener aux arcanes des prêtres
de l'ancienne Egypte et aux temps barbares de la médecine
primitive. Quand on ne comprend pas le mode d'action d'un
médicament, il vaut mieux avouer son ignorance et ne pas
établir ainsi de *quarantaine* devant les besoins de l'esprit
humain, car on passe ainsi de la science sérieuse à l'empi-

risme aveugle et funeste. Mais, peut-être, la faute de ces errements prend-elle sa source dans l'absence ou l'erreur des doctrines? Alors, ne jetez pas la pierre.... aux chercheurs d'idées !...

Remarque. Cet article n'a pas été écrit avec le calme, le sang-froid qui doivent caractériser un travail de longue haleine ; — il faut de l'entrain, de la vivacité, du *brio* quand on écrit pour la presse.

Quatorzième catégorie. — Mon honorable confrère et rapporteur M. Desfosses-Lagravière aura eu le mérite d'avoir, le premier, employé l'iode contre les affections cancéreuses. « Rendons à César ce qui appartient à César. » — *Affections cancéreuses.* — (Observation du docteur Desfosses-Lagravière.)

M. X..., affecté d'une cancroïde de la langue, après avoir supporté cette cruelle maladie pendant près d'un an, me fit appeler. A ma seconde visite je lui conseillai d'aller à Paris consulter. — Avril 1861.

A son retour, un traitement par l'iodure de potassium fut suivi d'une amélioration très-sensible. - Au mois de juin, j'engageai le malade à faire un nouveau voyage de Paris pour faire constater, de visu, son état par MM. Michon et Robert.

Persistons dans notre traitement quelques mois encore et nous aurons obtenu une guérison complète (Lettre de mon ami et confrère Michon).

Au mois d'août, sans causes appréciables, de nouveaux accidents surviennent, les ulcères de la langue s'agrandissent et envahissent les amygdales. Malgré nos soins, le mal faisait de tels progrès que nous fûmes unanimes avec mes confrères Vergne et Maynard pour lui conseiller un nouveau voyage à Paris où le malade, pendant quelques mois, reçut les soins des docteurs Michon et Ricord.

Du 15 au 20 janvier le malade rentre chez lui dans un état qui ne laisse plus d'espoir.

Je proposai alors à la famille l'emploi du sirop de lait iodé du docteur Bouyer, auquel j'écrivis dans les derniers jours de janvier. Ma lettre se terminait ainsi : Venez, venez vite, car notre malade n'a que quelques instants à vivre. Il était dans le marasme.

Le 2 ou le 3 février le malade commence l'usage du lait iodé ; au bout de quelques jours, l'odeur fétide qu'exhalait la bouche disparaît, les ulcérations de la langue et des amygdales se modifient, la fièvre hectique diminue, le malade prend de l'embonpoint, il peut même sortir.

Nous pouvions espérer, mon collègue Vergne et moi, une guérison, lorsque le malade a succombé à une affection dyssentérique.

L'amélioration si surprenante obtenue chez ce malade dans une affection rebelle jusque-là à tous les moyens de l'art pourrait trouver des incrédules. Je crois donc, dans l'intérêt de la vérité et pour preuve de l'action si efficace exercée par le lait iodé, devoir rapporter la lettre du docteur Vergne, médecin en grande réputation à La Châtre et qui a donné, en même temps que moi, des soins à ce malade.

« Mon cher Confrère,

L'emploi du lait iodé du docteur Bouyer, chez notre malade, M. X..., affecté d'un cancroïde de la langue et par suite d'un engorgement considérable des glandes parotides et sous-maxillaires, a été pour moi d'un effet très-salutaire. Sous son influence, l'ulcération de la langue a été modifiée ; le boursouflement des gencives, l'engorgement des glandes ont considérablement diminué ; l'odeur infecte qu'exhalait la bouche, les crachats épais et visqueux qui fatiguaient tant le malade ont à peu près disparu. Somme toute il y avait une amélio-

ration très-notable ét l'on pouvait presque raisonnablement
espérer une guérison, lorqu'une fin inattendue est venue
mettre un terme aux souffrances de notre pauvre patient.

Il n'en reste pas moins établi pour moi que le lait iodé du
docteur Bouyer est un médicament d'une grande valeur, d'une
administration facile et qui peut rendre de grands services
à la thérapeutique toutes les fois qu'il s'agira d'administrer
l'iode, surtout dans la médecine des enfants.

Recevez, mon cher Confrère, l'assurance de mes senti-
ments affectueux.

VERGNE,
docteur en médecine. »

La Châtre, le 17 mai 1862.

Nota. Imitant l'exemple du docteur Desfosses-Lagravière,
j'ai, au printemps de cette année, traité par le sirop de lait
iodé une femme de 48 ans, atteinte d'une affection cancéreuse de la matrice, avec douleurs vives, pertes abondantes
et sanieuses, etc. Au bout de deux mois de ce traitement il
y avait une amélioration remarquable. La malade souffrait
moins, perdait moins, reprenait des forces, lorsqu'elle a été
prise de grippe bientôt compliquée de pneumonie et a succombé.

RÉFLEXIONS GÉNÉRALES.

Il appert clairement de cet ensemble de faits que l'iode possède deux principaux modes d'action bien établis : le premier est purement physiologique et se traduit par une augmentation de l'appétit, une digestion plus active, une stimulation générale des forces ; l'autre, par une modification énergique de la nutrition, une altération des liquides et des solides de l'organisme, dérivant principalement de l'action spéciale de cet alcaloïde sur les organes affectés par excellence à l'élaboration des fluides de l'économie, tels que les systèmes ganglionnaires et glandulaires ; l'un et l'autre mode d'action ayant pour résultat final de produire, en suite de la modification et de l'altération des dispositions générales organiques, une plus grande puissance et un degré plus élevé d'animalité. Cette double action, on peut aisément la saisir dans plusieurs des faits exposés plus haut.

Il est manifeste que l'iode, par ses propriétés physiologiques et électives, modifiant et favorisant aussi puissamment la nutrition générale, remontant si merveilleusement le ton de l'économie, devait trouver un emploi rationnel dans toutes les maladies où il est nécessaire d'imprimer une modification profonde ou une stimulation salutaire à l'organisme, comme les diathèses, les débilitations originelles ou acquises, les affections et états adynamiques et hyposthéniques, soit morbides, soit physiologiques, — car il y a des hyposthénies physiologiques, comme il y a des hyposthénies pathologiques (*).

(*) Quel immense service serait rendu à l'humanité, s'il était possible

— Aussi nous avons vu qu'il avait fait merveille dans ces conditions.

Il est également important de constater combien son action a été durable dans la plupart des cas relatés plus haut. Il est peu de médicaments qui laissent, après leur emploi, une modification aussi longtemps persistante.

J'ai dit que l'action de l'iode était merveilleusement utile dans les maladies à fonds hyposthénique. La contre-épreuve vient à l'appui de cette assertion. J'ai voulu, une fois, ordonner l'iode dans un cas d'hypertrophie du foie, avec irritation gastro-hépathique : je n'ai fait qu'aggraver les accidents. Là, en effet, où le stimulus morbide, l'inflammatoire surtout, n'a pas encore épuisé son action, il faut s'abstenir de toute médication iodique ; mais, lorsque cette action touche à son terme ou est complétement épuisée, il n'est souvent pas d'autre moyen d'arracher les malades à la maladie ou à la mort que de les soumettre à l'usage des préparations iodées : exemple, les faits des onzième et douzième catégories.

En pareille occurrence, c'est-à-dire, quand le jeu du stimulus morbide a épuisé, en quelque sorte, les forces radicales, l'indication des préparations iodiques est on ne peut plus rationnelle et leur prescription indispensable pour relever l'action vitale déprimée et amoindrie.

Tout le monde sait que certains reliquats de maladies ne cèdent, lorsque l'organisme a été profondément déprimé, qu'à une nouvelle stimulation, indispensable, plus souvent qu'on ne pense, pour résoudre une vieille inflammation ou des engorgements chroniques ; nous en avons exposé plusieurs exemples. — Qui ne connaît la fameuse exclamation de Bordeu, appelant la fièvre pour guérir un malade !

Dans les diathèses, l'iode est un médicament héroïque ;

de déterminer les conditions statiques du dynamisme vivant, de donner, en un mot, la mesure de la vie ! mais le problème est bien compliqué !!!

mais il faut entendre particulièrement les diathèses en puissance, car dans certaines diathèses en état, avec productions épigénétiques, il ne saurait, à moins d'un miracle, faire rétrocéder la maladie; tout au plus, peut-il procurer un temps d'arrêt (*). Mais dans les diathèses en puissance, il peut empêcher l'épigénésie, ainsi que l'affirme un grand maître, M. Trousseau.

Nous avons vu, à propos des faits de la troisième catégorie, qu'il avait sûrement fait disparaître les premières manifestations de la tuberculose, ou du moins l'imminence de cette désespérante affection; il a pu reculer aussi l'époque d'une terminaison fatale chez quelques phthisiques arrivés à la troisième période.

Son action est, pour ainsi dire, presque spécifique contre toutes les maladies chroniques de la poitrine. Nous l'avons démontré par de nombreux exemples.

Contre les gastralgies, les dyspepsies, les obstructions viscérales, les hydropisies consécutives, etc., il nous a rendu des services que nous avions ou que nous aurions inutilement demandés, peut-être, aux médications les mieux consacrées par l'usage ou par la routine.

Où trouver un agent thérapeutique d'une telle puissance pour guérir aussi sûrement les nombreuses maladies qui font tant de victimes, chaque année, dans l'enfance, comme le lymphatisme, la scrofule, le rachitisme, les gourmes, les

(*) Ces remarques s'appliquent plus spécialement aux affections cancéreures; car contre les productions épigénétiques syphilitiques et quelques autres, l'iode possède une action fondante hors de conteste. Je soigne, en ce moment, à l'aide de la médication iodique, une femme qui porte plusieurs tumeurs gommeuses très-grosses qui sont en train de se résorber sous l'influence de la médication en question. D'où cet enseignement, que les individus atteints ou menacés de diathèses, par l'hérédité ou toute autre cause, ne doivent pas attendre, pour se traiter, la période des productions hétéromorphiques.

cachexies, l'arrêt de développement, le carreau et l'asthénie sous toutes ses formes, etc.!

Nous avons vu également qu'il était tout puissant contre l'infection syphilitique constitutionnelle. C'est le cas de répéter avec un savant d'un grand mérite, M. Barral, que l'iode est le plus puissant dépurateur du sang.

Ce serait me répéter trop souvent que de dire, à propos des faits des onzième et douzième catégories, que l'iode n'a peut-être pas d'équivalent pour combattre l'adynamie, relever les forces, augmenter la résistance vitale et abréger la convalescence, à ces titres seuls, il mériterait bien de l'humanité. Ces réflexions s'appliquent aussi légitimement aux cas de débilités acquises ou natives, comme cela ressort de l'étude des faits des neuvième et dixième catégories.

Il m'est arrivé, ainsi qu'on a pu le voir dans les observations que je consigne dans ce Mémoire, de donner, concurremment avec le sirop de lait iodé, d'autres préparations pharmaceutiques, pour remplir des indications thérapeutiques déterminées; mais, nonobstant, il est encore possible d'isoler les effets curatifs afférents aux vertus de l'iode. Très-souvent aussi, le sirop de lait iodé a été donné seul. Dans ces cas là, il ne saurait y avoir matière à conteste.

Est-ce à dire que le lait iodé réussit toujours dans les cas semblables à ceux exposés plus haut? Toujours est un terme trop absolu; mais souvent, je l'affirme. Quels sont les médicaments, dont la réputation est le mieux établi, qui n'échouent pas quelquefois!...

L'emploi du sirop de lait iodé entraîne-t-il avec ou après lui quelques inconvénients? — Non, d'une manière générale. — Cependant, nous avons vu qu'il a produit un petit accident chez la malade qui fait le sujet de la quatrième observation de la dixième série, accident qui s'est traduit par une constriction de la gorge qui rendait la déglutition difficile et nous a forcé de renoncer à son emploi. Une autre fois, chez le goutteux de la huitième catégorie, il a déterminé, vers la fin, une irritation légère à la vessie qui a cessé avec le remède; mais l'iode était donné alors à très-haute dose. Qu'on se rappelle, par contre, tous les accidents produits par l'iode donné en nature !...

Ainsi donc, cette préparation offre toute espèce d'avantages aux malades, et presque jamais d'inconvénients, mais surtout, contrairement à ses congénères, elle n'irrite jamais le tube digestif.

Quelques malades se sont dégoûtés de cette préparation, au bout de deux à trois semaines; ils lui trouvaient un goût fade, douceâtre ou métallique (*).

On ne dispute pas des goûts et des couleurs, dit le proverbe. Mais la généralité des malades prenait ce médicament sans répugnance aucune, quelques-uns même avec plaisir, les enfants surtout. Du reste, à ceux qui répugneraient au lait iodé, on peut prescrire les dragées qui sont d'un goût très-agréable.

On a vu que la dose quotidienne d'iode donnée aux malades était pour les adultes de trois à quatre centigrammes, en deux fois, et de deux centigrammes pour les enfants. Mais on peut dépasser ces doses, sans inconvénient, comme cela m'est arrivé assez souvent.

Qu'il me soit permis, sans vouloir en aucune façon blesser les règles de la modestie, de faire remarquer que je crois être le premier qui ait méthodiquement appliqué l'emploi de

---

(*) Pendant les cinq ou six premiers jours de l'usage du lait iodé, la majorité des malades accuse une saveur métallique qui dure quelques heures, après l'ingestion du remède, mais qui disparaît au bout du temps en question Cela tient à ce que, pendant les premiers jours, l'iode tend à être éliminé par les glandes salivaires ; plus tard, cette élimination paraît s'établir plus volontiers par les reins.

l'iode, et cela avec succès, au traitement : 1° des gastralgies et des dyspepsies ; 2° aux faiblesses natives de la constitution ; 3° aux organisations débiles et aux tempéraments délabrés ; 4° aux pneumonies et aux fièvres continues asthéniques, et 5° aux convalescences difficiles.

J'ajouterai qu'on peut employer l'iode, avec succès, pour rétablir les fonctions génésiques affaiblies ou perdues, comme on a pu en juger par l'observation n° 4 de la sixième série et l'observation n° 1 de la huitième. Un pareil résultat découle de deux manières d'agir de l'iode, l'une générale, dynamique que nous connaissons à présent, et l'autre locale, topique en quelque sorte, car l'iode, ayant pour émonctoires principaux les glandes rénales, produit directement l'excitation des organes génito-urinaires dans son passage à travers ces organes pour être éliminé au dehors.

RAPPORT

De la Commission chargée d'examiner le Mémoire
de M. le docteur BOUYER.

M. LE DOCTEUR DESFOSSES-LAGRAVIÈRE, MEMBRE DU
CONSEIL GÉNÉRAL DE LA CREUSE, RAPPORTEUR.
PRÉSIDENCE DE M. LE DOCTEUR MONTAUDON-BARA,
MM. LES DOCTEURS DUGENEST ET GUINGUE, SECRÉTAIRES.

Séance du 24 mai 1862.

« Messieurs,

« Vous nous avez chargé, MM. Gallerand, Bussière et moi, de vous faire un rapport sur un Mémoire de M. Bouyer, ayant pour titre :

« Notice sur les propriétés thérapeutiques de l'iode et les « avantages que présente l'emploi du sirop de lait iodé sur « les autres préparations iodiques usitées jusqu'à ce jour, avec « de nombreux faits à l'appui. »

« M. Bouyer divise son Mémoire en deux parties : l'une théorique qui comprend l'étude des propriétés physiologiques et thérapeutiques de l'iode, l'autre purement clinique dans laquelle il expose les faits de sa pratique dans lesquels il a expérimenté l'emploi de l'iode avec succès.

« Dans la première partie, la partie théorique, notre confrère indique rapidement les maladies dans lesquelles, jusqu'à ce jour, l'iode a été employé avec succès, puis, reprenant à nouveau l'étude des propriétés physiologiques et thérapeutiques de cet héroïque médicament, il s'élève à des considérations générales sur l'action physiologique ou directe de ce médicament et sur son action prochaine ou thérapeutique.

« L'action physiologique de l'iode est connue de nous tous; ce médicament a la propriété bien établie d'imprimer une stimulation générale à toutes les fonctions physiologiques; il réveille l'appétit, accélère la circulation, pousse à la peau, favorise la nutrition et relève singulièrement l'inervation. C'est d'une manière générale un agent franchement sthénique et dynamique.

« Quant à son action thérapeutique, soit immédiate, soit médiate ou prochaine, elle s'explique d'abord par l'action physiologique générale que nous venons d'indiquer, puis, spécialement, par la propriété que possède cet agent d'agir énergiquement sur les systèmes *glandulaires* et *ganglionnaires.* Les systèmes en question sont, au dire de notre confrère, comme la source de la vie plastique et végétative, les élaborateurs par excellence des fluides de l'économie; aussi l'usage de l'iode, continué pendant un certain temps, ne tarde-t-il pas à modifier puissamment et à altérer les actions générales organiques, de là son succès dans tous les cas où il faut modifier les dispositions organiques et diathésiques; de là son succès dans tous les cas où il faut relever le ton et la vitalité de l'économie.

« Une fois dans cette voie, le docteur Bouyer n'a pas tardé à s'apercevoir que cet héroïque agent pouvait être employé avec succès contre une foule d'affections chroniques.

« Cette étude l'a conduit à simplifier singulièrement le traitement d'une foule d'affections chroniques, contre lesquelles on employait simultanément une foule de remèdes dont l'expérience était loin de sanctionner l'efficacité. Dans les maladies à fonds adynamique ou asthénique, dans les convalescences longues, difficiles, par suite d'épuisement des forces générales, notre confrère a prouvé, par de nombreuses observations, que ce médicament faisait merveille.

« Mais une difficulté sérieuse avait arrêté jusque-là les praticiens dans l'emploi réservé de l'iode; c'est que cet agent possède des propriétés éminemment irritantes, que cette irritation fait sentir ses effets sur l'estomac surtout et les poumons, à l'aide du *pneumo-gastrique* qui établit des relations intimes et sympathiques entre ces organes. C'est ce qui avait déterminé les praticiens, plusieurs années après les expériences de Coindet, à renoncer à l'emploi de ce remède. On avait dû alors recourir à l'emploi des composés de cet alcaloïde : ainsi l'iodure de potassium, l'iodure de fer, de mercure, etc.

« M. Boinet a écrit, il y a quelques années :

« De nouvelles recherches tendent à rappeler l'attention sur
« les résultats des essais tentés avec l'iode, et peut-être que
« de nouvelles formules pharmaceutiques permettront de
« triompher des obstacles qui ont fait renoncer à l'usage de
« l'iode, surtout si elles offrent une association qui venant
« détruire les effets locaux de l'iode sur l'estomac, doit né-
« cessairement favoriser l'administration de ce puissant agent
« thérapeutique. — (Boinet, Iodothérapie, page 105). »

« Plusieurs médecins de mérite se sont efforcés depuis de trouver une forme, une préparation pharmaceutique qui permit d'administrer l'iode sans danger.

« Ainsi M. Boinet a imaginé des biscuits, du vin et du café iodé.

« M. Personne, une huile iodée.

« M. Dorvault, un sirop de raifort iodé.

« MM. Labourdette et Duménil ont administré de l'iodure de potassium à des vaches laitières pour retrouver ce médicament dans le produit des sécrétions mammaires.

« M. Bouyer nous paraît avoir singulièrement simplifié la question; il a trouvé, en effet, le moyen de combiner l'iode en nature avec le sirop de lait. Il a donc complétement résolu le problème posé par M. Boinet. Sous cette forme, combiné ainsi avec le lait, aliment d'une si facile digestion, l'iode est parfaitement digéré et assimilé, de plus il n'irrite jamais les voies digestives, parce que le lait est le contre-poison de l'iode.

« A ces divers titres nous estimons que M. le docteur Louis Bouyer a rendu un service immense à la thérapeutique par la découverte de son sirop de lait iodé, dont je vais vous entretenir.

Sirop de lait iodé.

« Le sirop de lait iodé est un produit d'un blanc opaque, d'une consistance butyreuse, se dissolvant parfaitement, sans résidu ni grumeaux, dans cinq où six fois son poids d'eau chaude; alors il a l'aspect du lait le plus frais et le mieux conservé, il est d'un goût agréable, de noisette, et peut être confondu avec du sirop d'orgeat mélangé d'eau; il a une composition fixe ou variable à volonté, il peut se conserver indéfiniment. Il est donc préférable à toutes les autres préparations iodées et remplace avec avantage les huiles de foie de morue, toujours si répugnantes aux malades adultes et surtout aux enfants.

« Le sirop de lait iodé ne contient que 6 centigrammes d'iode pour 30 grammes de sirop.

« Traité par les agents chimiques, la présence de l'iode se révèle de suite avec les réactifs de cet alcaloïde, lequel se trouve en plus grande quantité dans le petit lait que dans le caséum et plus dans ce dernier que dans le butyrum.

Usage du lait iodé.

« Le docteur Bouyer classe les maladies qu'il a combattues efficacement par le sirop de lait iodé en douze catégories.

« Première catégorie. — Maladies lymphatiques et scrofuleuses.

« Deuxième catégorie. — Maladies du système osseux.

« Troisième catégorie. — Maladies chroniques de la poitrine : phthisie, pneumonie chronique, catarrhe bronchique.

« Quatrième catégorie. — Obstructions viscérales.

« Cinquième catégorie. — Hydropisies consécutives.

« Sixième catégorie. — Gastralgies, dyspepsies.

« Septième catégorie. — Syphilis constitutionnelle.

« Huitième catégorie. — Goutte.

« Neuvième catégorie. — Faiblesse de constitution, arrêt de développement.

« Dixième catégorie. — Organisations débiles, paresse des fonctions.

« Onzième catégorie. — Maladies aiguës asthéniques : fièvres typhoïdes, pneumonie.

« Douzième catégorie. — Convalescences longues et difficiles.

« A l'appui des résultats obtenus par cette médication, notre confrère cite des observations qui présentent les plus grands intérêts.

« Depuis la publication de ce Mémoire, M. Bouyer a introdisé une treizième catégorie : la diathèse purulente. Il a observé un cas de cette redoutable affection à la suite d'une fièvre typhoïde La maladie avait résisté à tous les traitements préconisés jusqu'alors, c'est le lait iodé qui seul a provoqué la guérison. Ce fait est un des plus curieux qu'on puisse voir.

« L'observation se trouve dans *l'Union médicale*, page 293, publiée le 13 mai dernier.

« Le docteur Bouyer ayant mis à ma disposition trente flacons de lait iodé, je veux avant de terminer vous faire connaître le résultat de mes observations.

« 1ʳᵉ Observation. — Maria Chagnon, agée de 4 ans, est atteinte depuis quelques mois d'une ophthalmie scrofuleuse, avec engorgement des glandes sous-maxillaires, gonflement des ailes du nez et des lèvres.

« La mère de Marie Chagnon, Marguerite Blondelon a été traitée en 1847 à l'hopital de la Pitié pour un abcès scrofuleux dans la cuisse, avec fistule et carie de l'os.

« La sœur aînée de Maria, agée de 6 ans, est couverte, sur toutes les parties du corps, d'abcès scrofuleux, avec fistules et caries des os.

« Ceci dénote une diathèse scrofuleuse établie de longue date dans cette famille.

« Depuis plusieurs mois, cette petite malade était traitée par les amers, les sirops de gentiane et de quinquina, et cela sans succès, lorsque je lui prescrivis l'usage du sirop de lait iodé.

« En vingt jours de temps, avec deux flacons de lait iodé, cette enfant a été complétement rétablie. — Aujourd'hui elle jouit d'une santé parfaite.

« 2ᵉ Observation. — Madame F., de M..., d'une constitution lymphatique, avec de légers engorgements des ganglions cervicaux, est très-souvent affectée de gonflement des amygdales, avec rougeur de ces parties et granulations dans le fond de la gorge.

« Trois flacons de lait iodé et un coup de pinceau avec du chlorure de fer lui ont rendu la santé.

« 3ᵉ Observation. — Marguerite Borden, agée de 37 ans, née à Parsac, domiciliée à Boussac, tombe malade le 21 novembre.

« Perte d'appétit, fièvre, gonflement et douleur à la région de l'estomac, toux sèche et fréquente, faiblesse dans les jambes, douleurs dans les bras et les épaules, affaiblissement général, maigreur progressive.

« Au début de la maladie, la malade qui est domestique à Boussac se traite elle-même (tisanes et vésicatoires). Plus tard elle consulte. Application de sangsues à l'épigastre, purgatifs légers, frictions sèches et balsamiques sur les parties douloureuses, préparations toniques de fer et de quinquina, etc.

« Malgré ces médications le mal allait en progressant, lorsque le 10 février je prescrivis l'usage du lait iodé. — Le 20 la malade allait mieux. — Elle en est aujourd'hui à son septième flacon et le retour à la santé est à peu près complet.

« 4e Observation. — Marie Pascouret, épouse Guy, âgée de 25 ans, domiciliée à Bussière-Saint-Georges, éprouvait depuis longtemps des crampes d'estomac, avec de la fièvre; teint pâle de la peau, décoloration de la face, faiblesse générale; s'il fallait donner un nom à cet état morbide si complexe, je dirais que cette femme était atteinte de gastralgie compliquée d'anémie et d'engorgement fougueux du col. La malade garde constamment le lit ou la chambre. — Ses jambes refusent de la porter. — Suppression des règles, extrémités froides, etc.

« Sous-nitrate de bismuth, tisane amère, vin de quinquina, pilules de proto-iodure de fer de Giles (deux flacons), pilules de Vallet, etc.

« Le col de l'utérus examiné au spéculum présente beaucoup de rougeur, avec état fougueux.

« Cautérisation avec le nitrate d'argent.

« Malgré cela l'état de la malade reste à peu près stationnaire. C'est alors que nous prescrivîmes, M. Bouyer et moi, l'usage du lait iodé.

« Cette malade va mieux. — Voici la réponse de M. Guy.

« Ma femme va de mieux en mieux, elle mange, digère, se
« promène et a repris sa gaieté. Elle avait les extrémités froi-
« des, aujourd'hui la vie a reparu dans ces parties, — je suis
« très-satisfait, il n'est peut-être pas inutile d'ajouter que
« les crampes d'estomac ont disparu et que l'affection utérine
« est guérie. »

« 5e Observation. — M. F. Regnauld, ancien député, est atteint d'une bronchite capillaire des plus intenses, accompa-
gnée de perte d'appétit, d'insomnie, de redoublements de
fièvre et d'un grand état de prostration.

« Le lait iodé a été chez lui un agent modificateur des plus
précieux, en imprimant à sa convalescence une marche plus
franche. Je suis autorisé par M. F. Regnauld, que j'ai vu
hier, de le proclamer ici.

« 6me Observation : affection cancéreuse. — (Voir la quatorzième catégorie.

« En présence de ces faits, nous vous proposons, messieurs,
1° de voter des remerciements à M. L. Bonyer; 2° d'ordonner
l'impression aux frais de l'Association de la Creuse du Mémoire de notre savant confrère, et, en troisième lieu, de faire
des essais comparatifs avec les autres préparations iodées.

« Votre Rapporteur a la conviction intime que les avantages
resteront au sirop de lait iodé.

« Une courte discussion s'engage entre quelques membres
de la Société et le Rapporteur. Puis toutes les conclusions du
Rapporteur sont mises aux voix et adoptées à l'unanimité. »

TABLE.

————

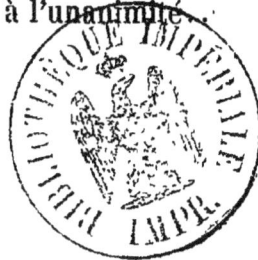

www.ingramcontent.com/pod-product-compliance
Lightning Source LLC
Chambersburg PA
CBHW070816210326
41520CB00011B/1979